「陆氏针灸」文博馆图文鉴赏

LUSHI ZHENJIU WENBOGUAN TUWEN JIANSHANG

主编 吴耀持 张峻峰 葛玲玉 盛飞 张奕奕

主审 吴焕淦

副主编 徐炜 石涛 席时召 李艳 周永祥 朱嘉琳

上海科学技术出版社

图书在版编目（CIP）数据
“陆氏针灸”文博馆图文鉴赏 / 吴耀持等主编.
上海 : 上海科学技术出版社, 2025. 8. -- ISBN 978-7
-5478-7276-5
Ⅰ. R245
中国国家版本馆CIP数据核字第20251EV024号

“陆氏针灸”文博馆图文鉴赏

主　编　吴耀持　张峻峰　盛　飞　葛玲玉　张奕奕
主　审　吴焕淦
副主编　徐　炜　李　艳　石　涛　周永祥　席时召　朱嘉琳

上海世纪出版（集团）有限公司
上 海 科 学 技 术 出 版 社　出版、发行
(上海市闵行区号景路 159 弄 A 座 9F-10F)
邮政编码 201101　www.sstp.cn

字数：200 千字
2025 年 8 月第 1 版　2025 年 8 月第 1 次印刷
ISBN 978-7-5478-7276-5/R·3326
定价：268.00 元

内容简介

《“陆氏针灸”文博馆图文鉴赏》是为“陆氏针灸”文博馆 2.0 版的改版而编撰，从“陆氏针灸”的历史沿革、学术思想、学术贡献、临证特色、传承发展、百年大事、实景展示、笔墨情怀、珍贵史料、文化创意、本草庭院及“陆氏针灸”诊所等多个方面，以图文并茂的形式，全方位、多维度地展现了百年“陆氏针灸”这一国家级非物质文化遗产名录和上海市非物质文化遗产名录的独特风采与辉煌岁月。

策展人介绍

扫一扫 VR 全览
“陆氏针灸”文博馆

吴耀持，上海交通大学医学院附属第六人民医院针推伤科主任医师、二级教授、博士研究生导师，上海市名中医，第七批全国老中医药专家学术经验继承工作指导老师，国家中医药管理局重点专科负责人，上海中医药社区卫生服务研究中心理事长，上海市针灸临床医学专业委员会主任委员，上海市中医药学会适宜技术分会主任委员，陆瘦燕针灸传承研究中心主任，“陆氏针灸”文博馆馆长，国家级非物质文化遗产名录和上海市非物质文化遗产名录“陆氏针灸”第四代入室弟子，上海交通大学“针灸学”精品课程负责人。

获“上海市建设功臣”、上海市卫生系统“银蛇奖”、上海市“医务青年管理十杰”“上海市对中医药事业作出突出成绩奖”及“仁心医者 . 上海市杰出专科医师奖”等荣誉。

主要从事中西医结合治疗脊柱疾病的临床与基础研究工作。主持各类科研项目 31 项、出版专著 17 部、发表论文 305 篇、授权发明和实用新型等专利 53 项，获得中华中医药科技奖、上海市科技进步奖、上海市医学科技奖、上海市中医药科技成果奖及上海市中医药科学普及奖等各类奖项 12 个。

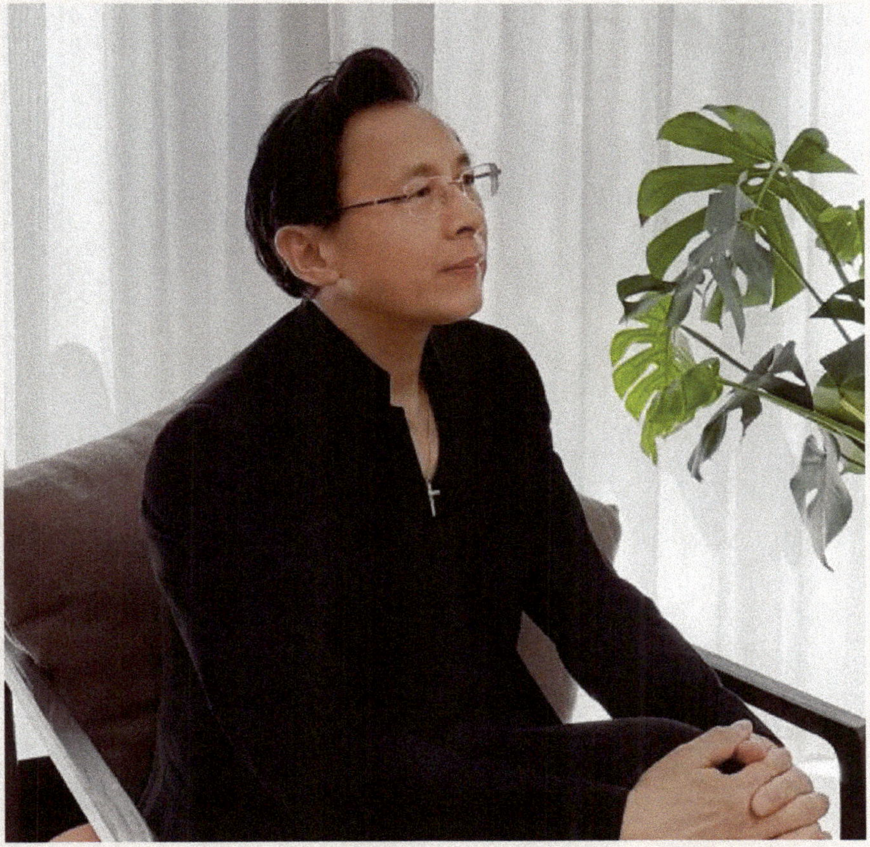

“陆氏针灸”文博馆策展人

吴耀持

编委会名单

陈　威　陈　雁　陈丽敏　陈海燕　林　洁　迪　燕　金志萍　金胜勇　金爱枫

周雯睿　郑　宇　郑　昕　郑　萍　郑明岳　胡小玲　钟小千　俞建锋　姜政男

费珠珏　胥　琨　夏　益　顾　斌　顾召华　顾晓青　钱巧慧　倪欢欢　徐致丽

高宗尚　郭　晟　唐志红　黄承飞　黄美英　黄锦成　黄静怡　曹　刚　曹筱筱

崔　明　康学智　彭　雷　彭勇华　葛　谈　程炼骅　储冬笋　曾令旨　谢艳艳

靳朝霞　蔡　传　樊远志　颜利华　魏智祥

前言

中医学起源于岐黄之术，历经千年传承，源远流长。历代医家孜孜不倦，上下求索，既继承前人智慧，又勇于创新，推动中医学术与临床实践日益繁荣。

“陆氏针灸疗法”作为海派中医流派的杰出典范，在丰富和发展中医针灸理论、师承培养中医针灸人才、整理研究中医针灸文献以及探索针灸原理等方面，均做出了卓越贡献。

2022 年，“陆氏针灸”文博馆荣膺上海市中医药文化科普教育基地称号；同年，该馆还荣获上海中医药科技奖科学技术普及奖一等奖。2023 年，“陆氏针灸”文博馆再获殊荣，被选为上海市嘉定区爱国主义教育基地。2025 年，“陆氏针灸”文博馆发展更进一步，成功跻身全国中医药文化宣传教育基地之列。

《“陆氏针灸”文博馆图文鉴赏》一书，历经数载的搜集、考证、整理，四次修订版面，精心打磨与雕琢，以及细致的布展与摄影而成。然而，受限于策展者和编撰者的水平，书中难免存在不足之处。为此，恳请同行及观者慷慨赐教，以期未来能够不断趋于完善。

借此良机，我们谨向长期以来致力于“陆氏针灸”学术思想与临证经验传承与发展，并热情提供宝贵指导与帮助的各级领导、前辈传人、专家同仁、学生弟子及各界人士，致以最诚挚的敬意和深切的感谢！

上海市名中医、“陆氏针灸”文博馆馆长、“陆氏针灸”第四代入室弟子

2025年4月20日

目录

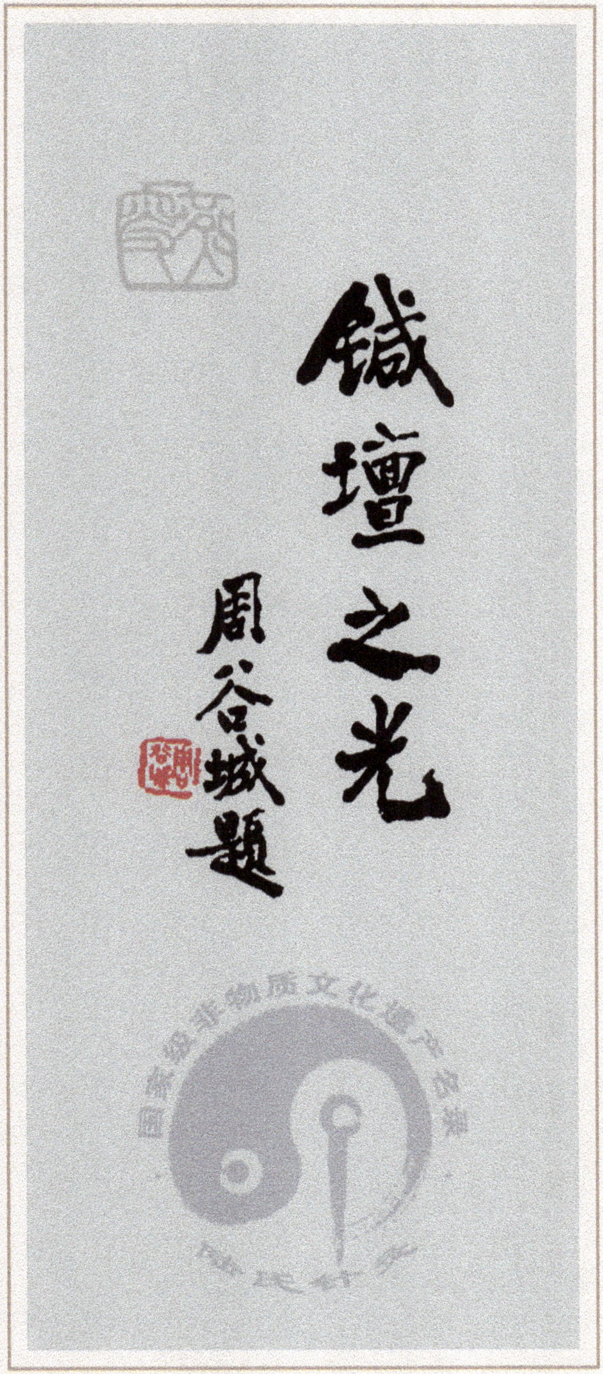

全国人民代表大会常务委员会原副委员长周谷城题字「针坛之光」

引言

“陆氏针灸”文博馆由多个篇章和场馆构成，涵盖历史沿革、学术思想、学术贡献、临证特色、传承发展、百年大事、脉络谱系、实景展示、笔墨情怀、珍贵史料、文化创意、本草庭院、“陆氏针灸”诊所、AI 电子导览系统及学术报告厅等多个方面。通过文字、雕塑、图片、视频、影像、实物、绿植、石刻、灯箱、实景重现、手稿原著、往来书信、文创产品、3D 模拟及墨宝真迹等多种表现手段，全景式、多维度地展现了百年“陆氏针灸”的不凡历程与辉煌成就。

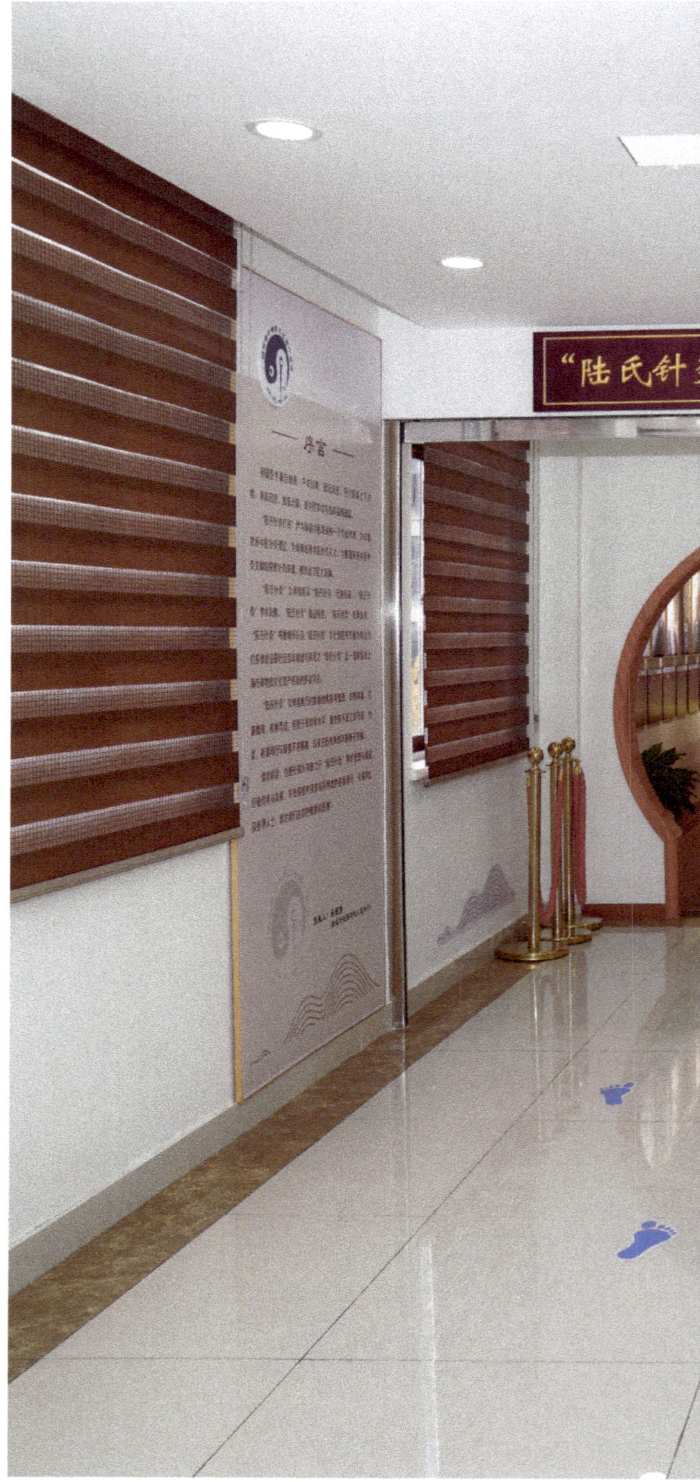

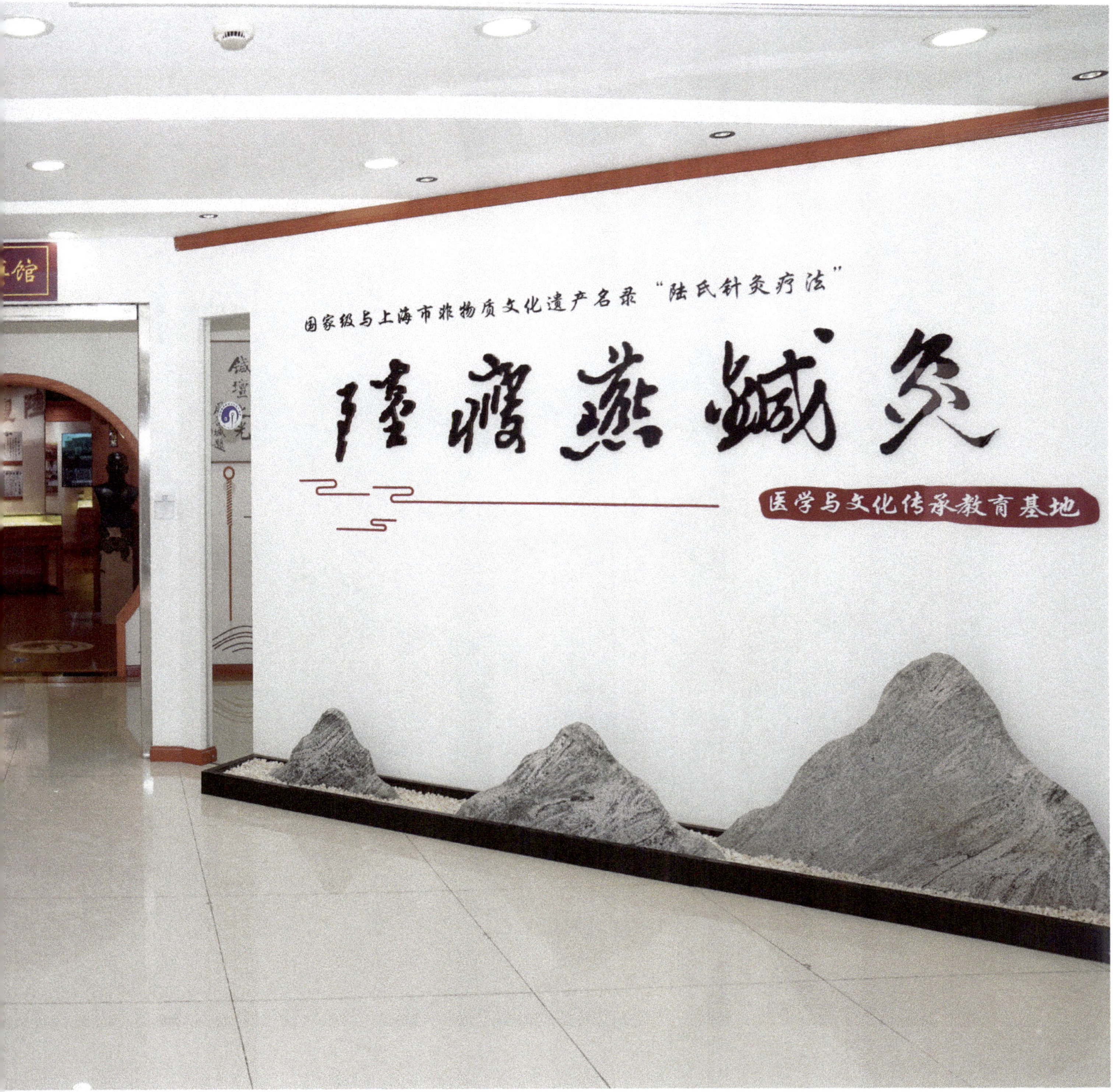
国家级与上海市非物质文化遗产名录“陆氏针灸疗法”
陸瘦燕鍼灸
医学与文化传承教育基地

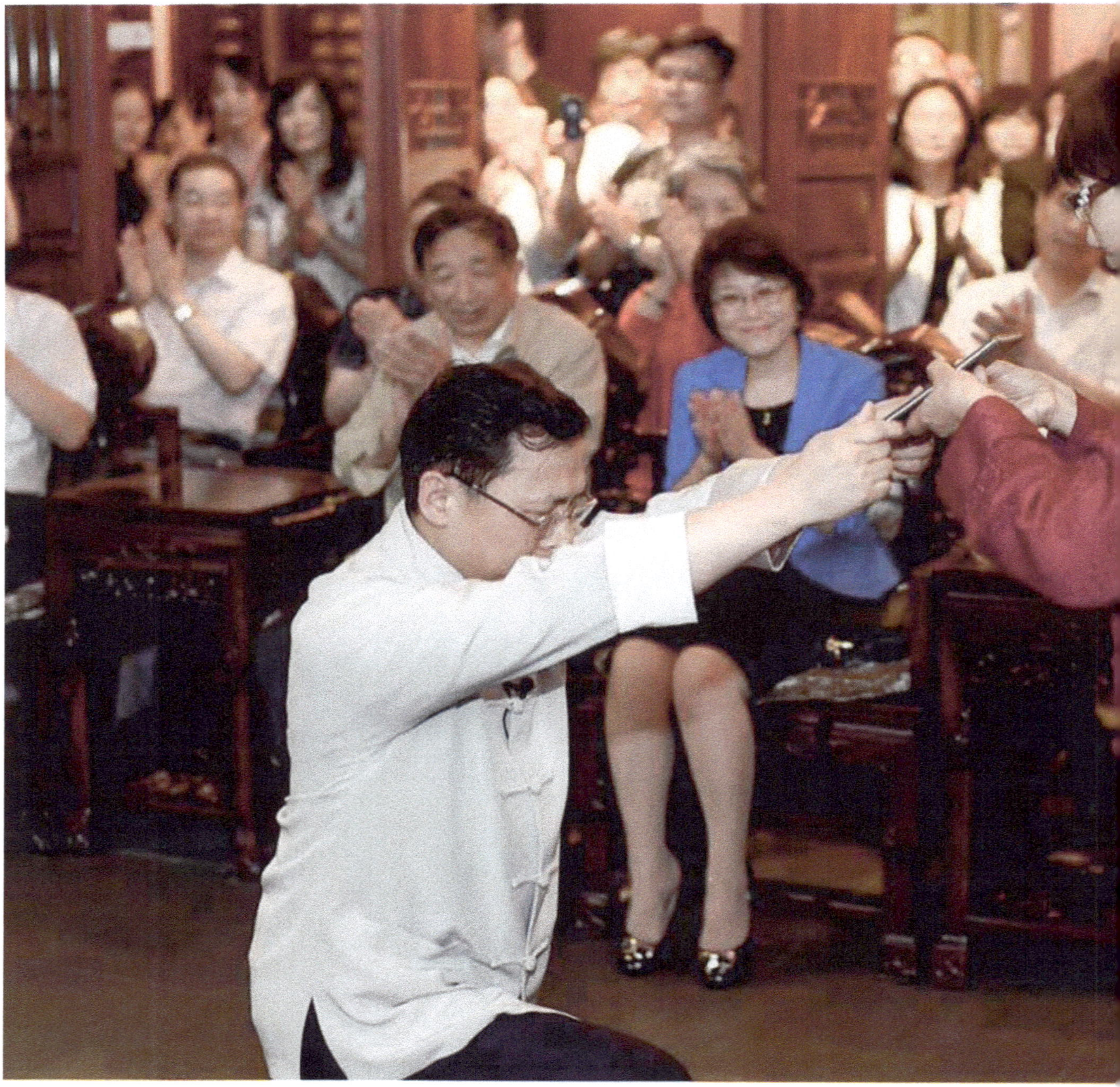

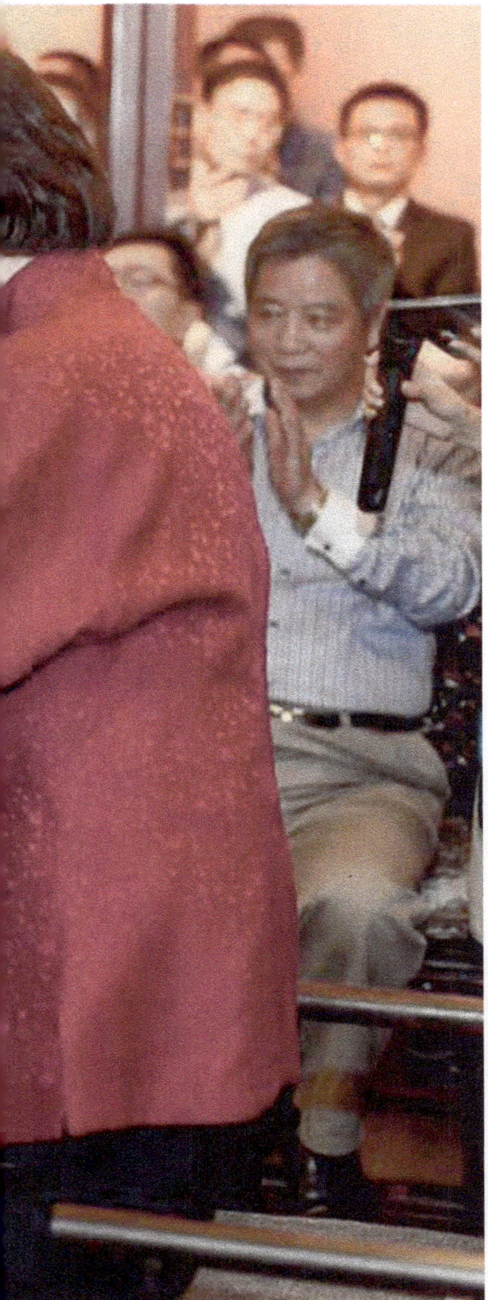

2015 年 6 月 28 日，上海交通大学医学院附属第六人民医院针推伤科主任吴耀持通过拜师仪式，正式成为国家级非物质文化遗产名录“陆氏针灸”的代表性传承人——陆瘦燕之女陆焱垚的入室弟子。自那时起，创办“陆氏针灸”文博馆的构想便在吴耀持心中悄然萌生。随着陆瘦燕针灸传承研究中心的设立，尤其是陆瘦燕针灸传承研究中心嘉定分中心的启动，在吴耀持团队与上海市嘉定区南翔镇社区卫生服务中心主任盛飞团队的共同努力下，双方紧密合作，从选址、设计、装修，到请教前辈传人、搜集史料文档与实物，再到建模、策展、布展、定版等各个环节，夜以继日，马不停蹄，最终在陆瘦燕针灸大师的诞生地上海嘉定，打造出一座独一无二且极具个性化的“陆氏针灸”文博馆，并于 2021 年 12 月 18 日正式开馆。

1 | 2

1 · 吴耀持拜师陆焱垚，成为“陆氏针灸”第四代入室弟子

2 · 吴耀持拜见“陆氏针灸”创始人之一朱汝功和师父陆焱垚

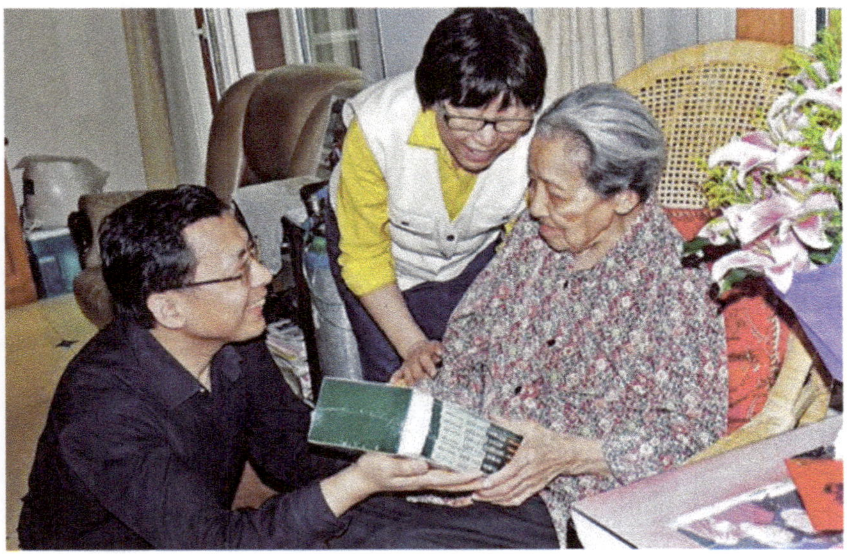

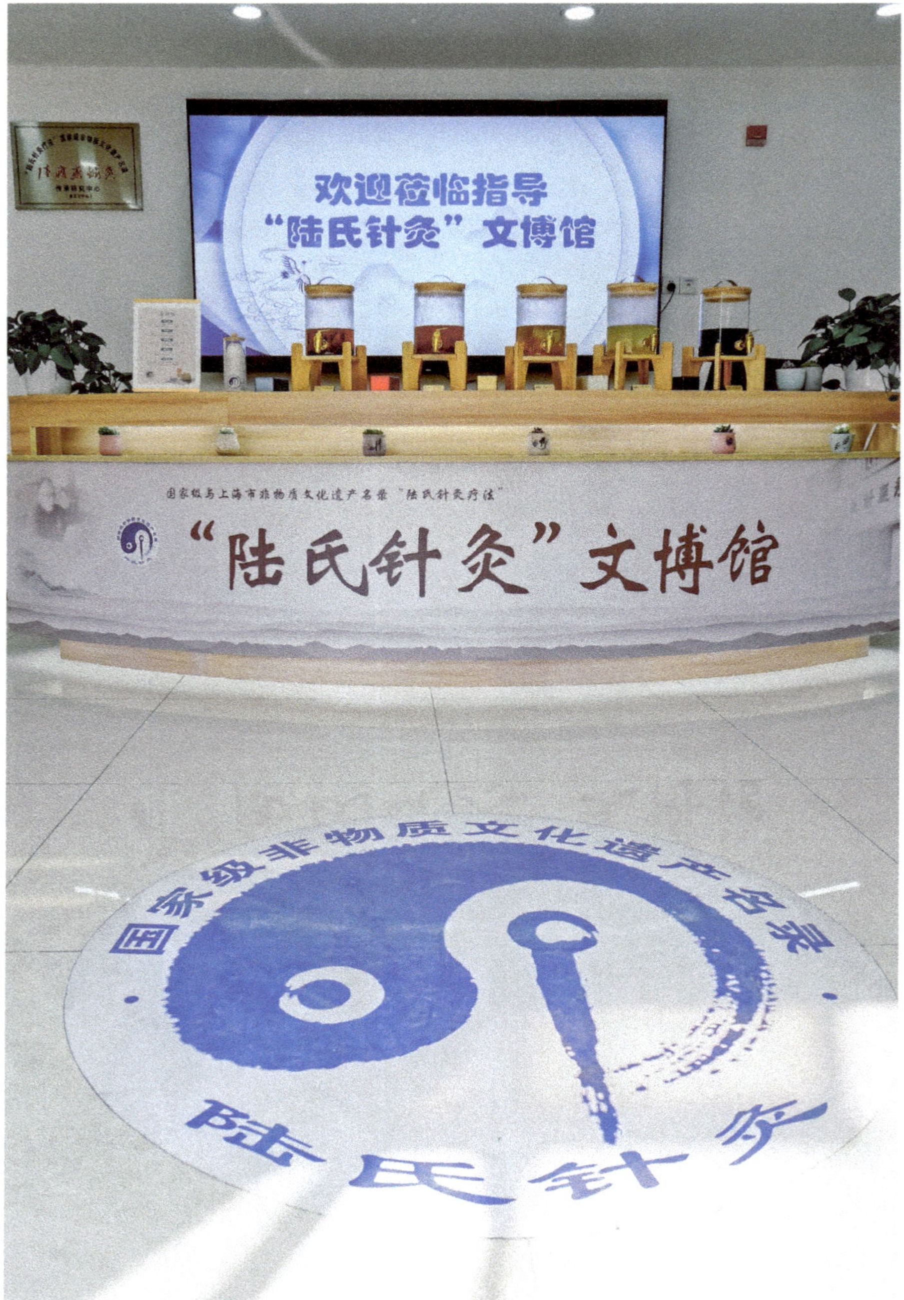
欢迎莅临指导
“陆氏针灸”文博馆
国家级与上海市非物质文化遗产名录“陆氏针灸疗法”
“陆氏针灸”文博馆
国家级非物质文化遗产名录
陆氏针灸

1 · “陆氏针灸”文博馆大厅

2 · 陆瘦燕针灸传承研究中心揭牌仪式（左二：贾杨，上海市中医文献馆馆长；左三：高正，上海近代中医流派传承导师，陆瘦燕入室大弟子；右二：李斌，上海市皮肤病医院院长）

3 · 4 · “陆氏针灸”文博馆开馆仪式（左三：吴焕淦，上海市针灸经络研究所所长；左四：施杞，国医大师；右三：陆伦，陆瘦燕之子；右二：刘华，上海市中医药管理局中医药服务监管处处长；右一：赵琛，上海中医药大学针灸推拿学院院长）

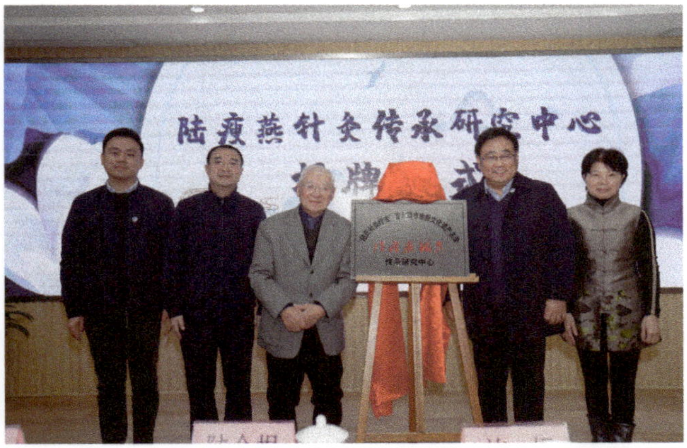

1	2
3	4

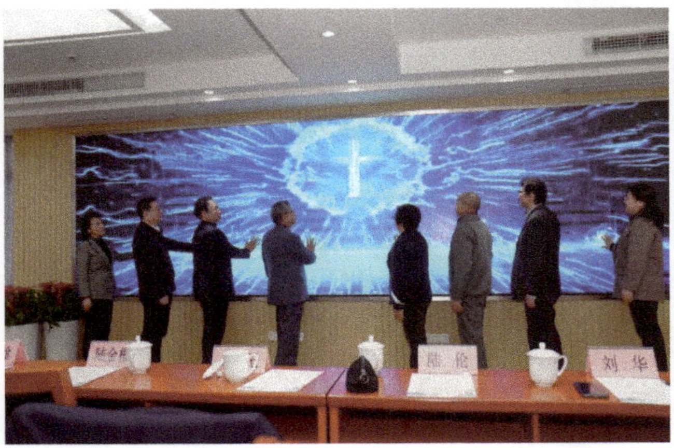

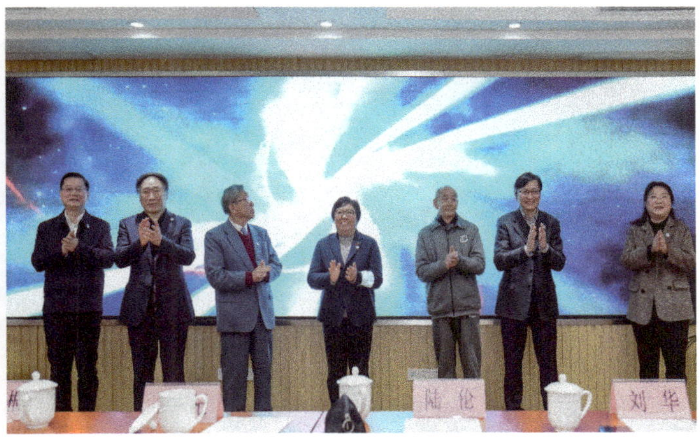

2022年，“陆氏针灸”文博馆荣获上海市社区中医药文化宣传教育基地称号，并摘得上海市中医药科技奖科学普及奖一等奖桂冠。2023年，该馆再获殊荣，入选上海市嘉定区爱国主义教育基地，并在同年启动了2.0版的升级改造工程。2024年，与“陆氏针灸”文博馆参观学习互动相配套的《“陆氏针灸”教学门诊医案选集》由上海科学技术出版社正式出版。在各级领导、前辈传人及同行专家的悉心指导与热忱支持下，2025年，“陆氏针灸”文博馆成功申报并荣列全国中医药文化宣传教育基地。

当前，“陆氏针灸”文博馆3.0版的升级改造已被正式提上议事日程。我们有充分的理由相信，在各方的共同努力下，“陆氏针灸”的学术思想、临证经验及其传承创新，必将迈向更加广阔的未来。

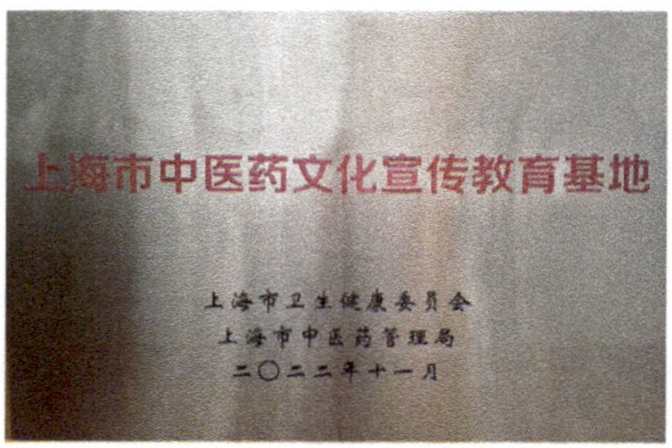

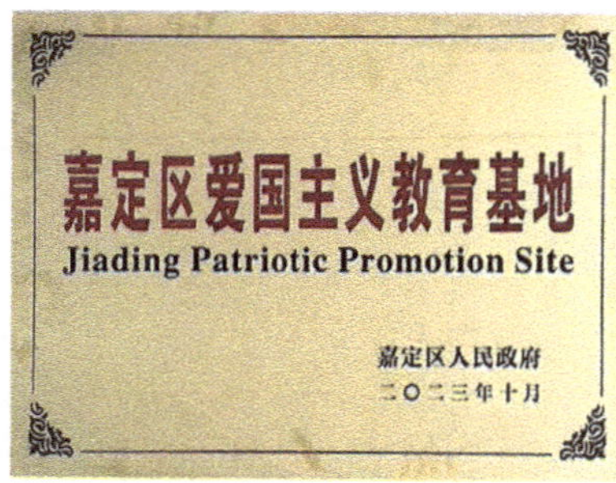

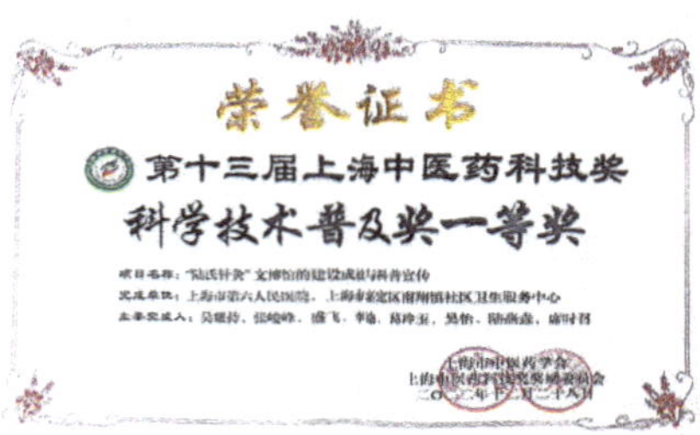

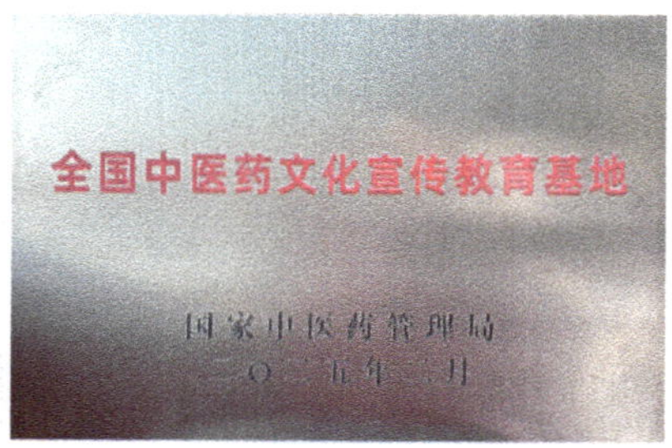

1 · 上海市中医药文化宣传教育基地牌匾
2 · 嘉定区爱国主义教育基地牌匾
3 · 荣获第十三届上海中医药科技奖科学技术普及奖一等奖荣誉证书
4 · 全国中医药文化宣传教育基地牌匾
5 · 6 · “陆氏针灸”文博馆荣誉墙

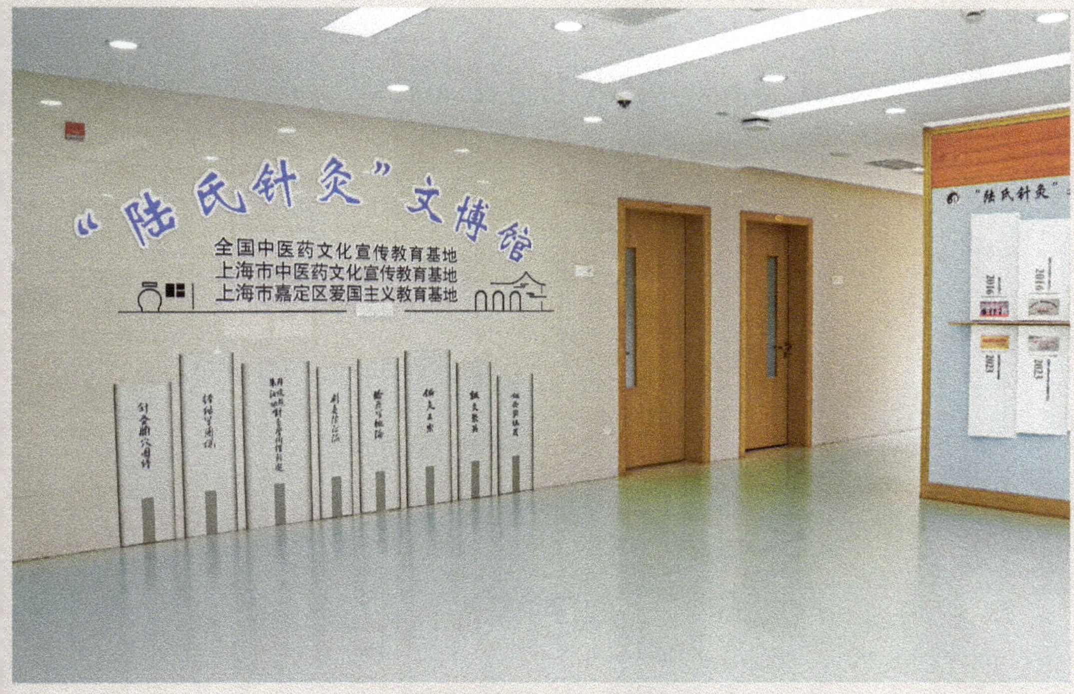
“陆氏针灸”文博馆
全国中医药文化宣传教育基地
上海市中医药文化宣传教育基地
上海市嘉定区爱国主义教育基地

1	2	5
3	4	6

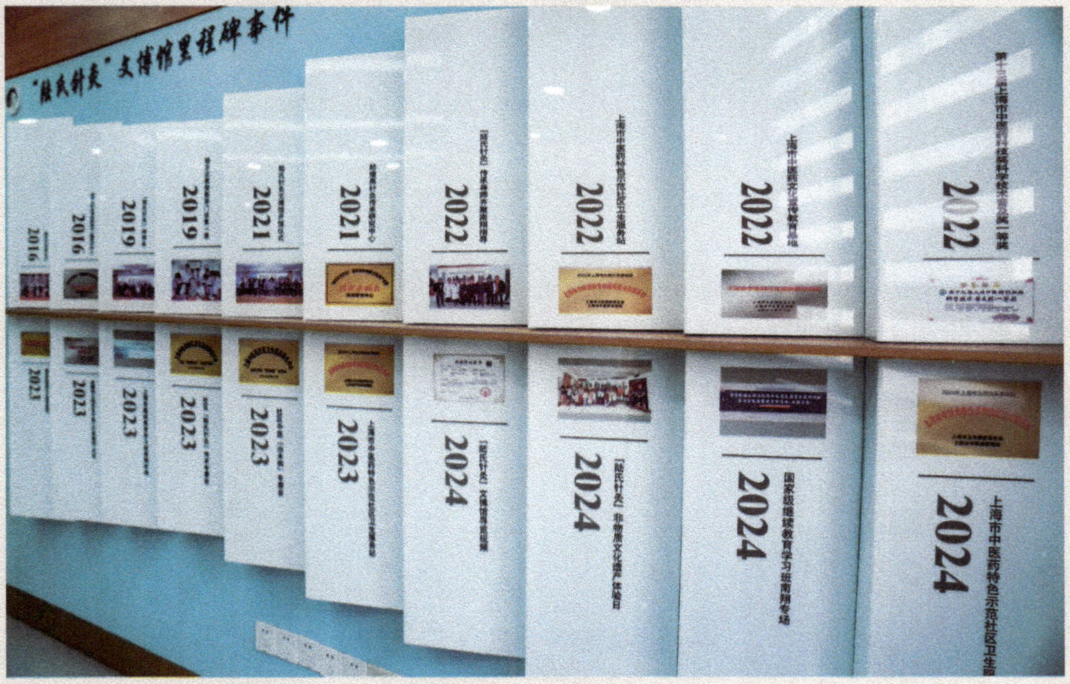
“陆氏针灸”文博馆里程碑事件
2024
国家级继续教育学习班南翔专场

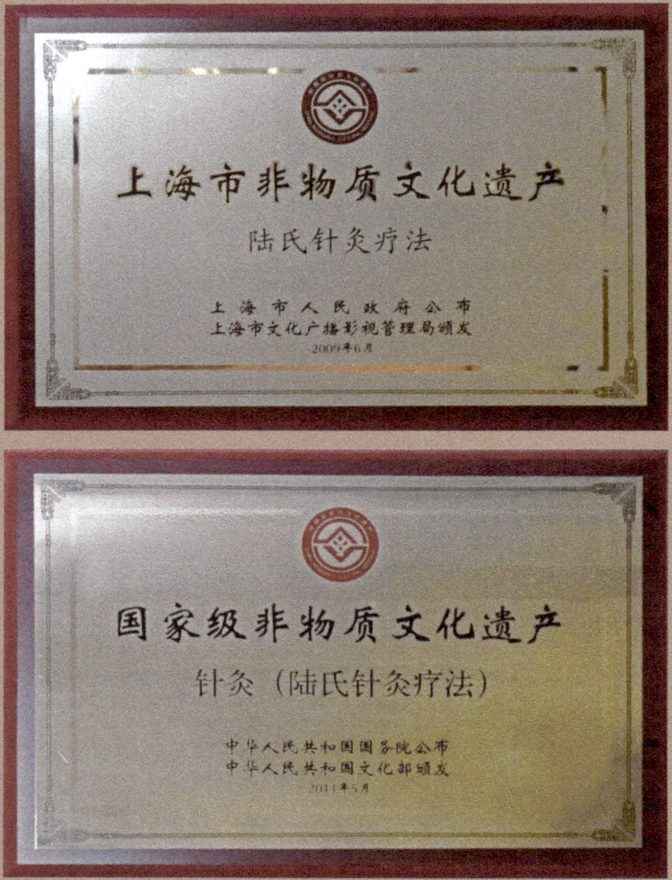
上海市非物质文化遗产
陆氏针灸疗法
上海市人民政府公布
上海市文化广播影视管理局颁发
2009年6月
国家级非物质文化遗产
针灸（陆氏针灸疗法）
中华人民共和国国务院公布
中华人民共和国文化部颁发
2011年5月

1 ·“陆氏针灸疗法”被列入上海市非物质文化遗产名录

2 ·“陆氏针灸疗法”被列入国家级非物质文化遗产名录

3 ·“陆氏针灸”文博馆序言

1	3
2	

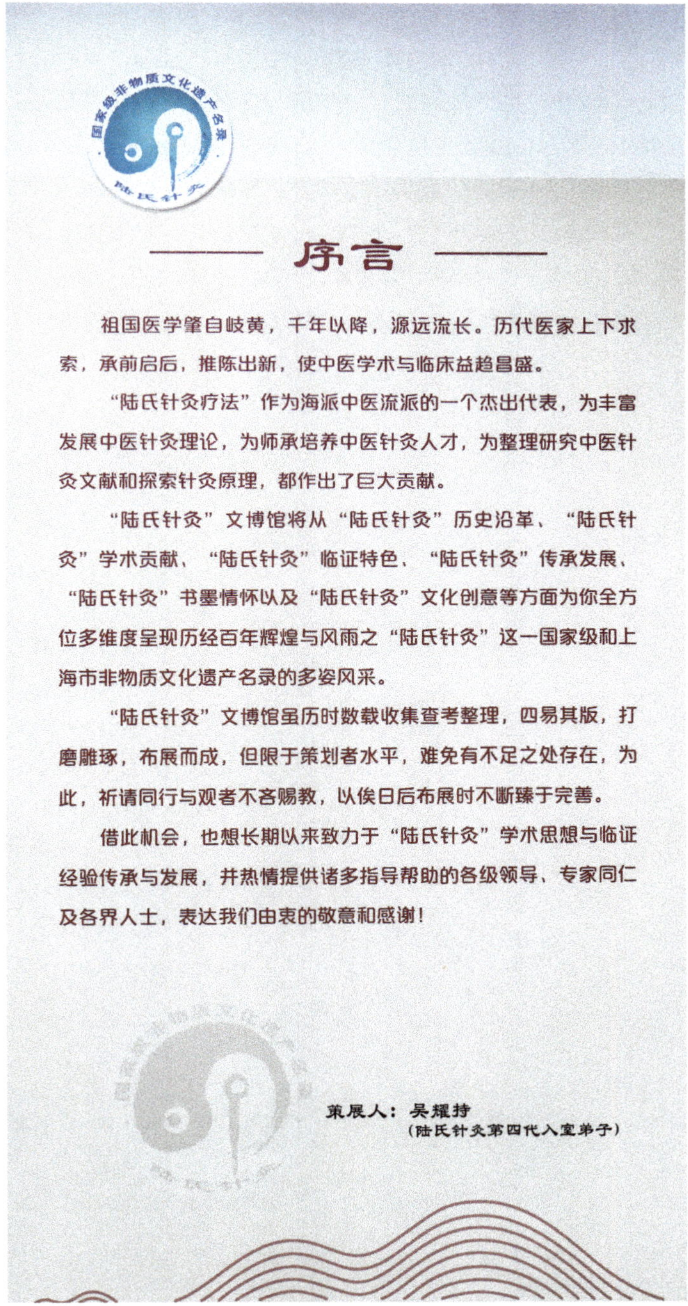

序言

祖国医学肇自岐黄，千年以降，源远流长。历代医家上下求索，承前启后，推陈出新，使中医学术与临床益趋昌盛。

“陆氏针灸疗法”作为海派中医流派的一个杰出代表，为丰富发展中医针灸理论，为师承培养中医针灸人才，为整理研究中医针灸文献和探索针灸原理，都作出了巨大贡献。

“陆氏针灸”文博馆将从“陆氏针灸”历史沿革、“陆氏针灸”学术贡献、“陆氏针灸”临证特色、“陆氏针灸”传承发展、“陆氏针灸”书墨情怀以及“陆氏针灸”文化创意等方面为你全方位多维度呈现历经百年辉煌与风雨之“陆氏针灸”这一国家级和上海市非物质文化遗产名录的多姿风采。

“陆氏针灸”文博馆虽历时数载收集查考整理，四易其版，打磨雕琢，布展而成，但限于策划者水平，难免有不足之处存在，为此，祈请同行与观者不吝赐教，以俟日后布展时不断臻于完善。

借此机会，也想长期以来致力于“陆氏针灸”学术思想与临证经验传承与发展，并热情提供诸多指导帮助的各级领导、专家同仁及各界人士，表达我们由衷的敬意和感谢！

策展人：吴耀持
（陆氏针灸第四代入室弟子）

“陆氏针灸”

流派起源于清末民初，至今已历百年沧桑。尽管它起源于上海，但在全国中医针灸领域，却享有盛誉，影响深远。2009 年，“陆氏针灸疗法”荣登上海市非物质文化遗产名录，2011 年更被列入国家级非物质文化遗产名录。本书将从多个维度，如“陆氏针灸”的历史沿革、学术思想、临证特色、传承发展、百年大事及脉络谱系等，为您呈现百年“陆氏针灸”的传奇历程及其不凡的奋斗岁月。

2024 年 10 月 26 日，中国针灸学会会长、国际欧亚科学院院士、中国中医科学院首席研究员、世界针灸学会联合会主席刘保延专程莅临“陆氏针灸”文博馆进行指导。刘保延对文博馆所展示的丰富藏品予以高度赞赏，并对“陆氏针灸”在中医针灸领域的杰出贡献给予了充分肯定。他指出，“陆氏针灸”不仅是非遗流派的杰出代表，更是中国传统文化瑰宝的生动展现，对于中医药文化的推广与传承具有深远意义。临别之际，他欣然为“陆氏针灸”文博馆题词：“传承精华，守正创新的典范。”这无疑是对创办“陆氏针灸”文博馆的高度认可。

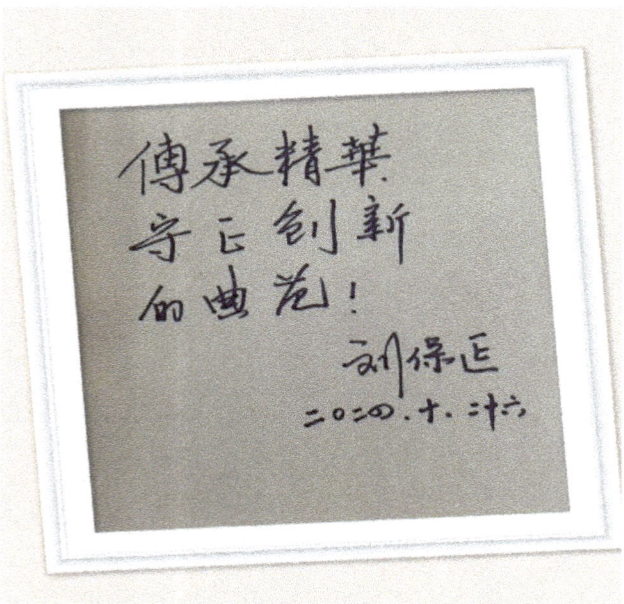

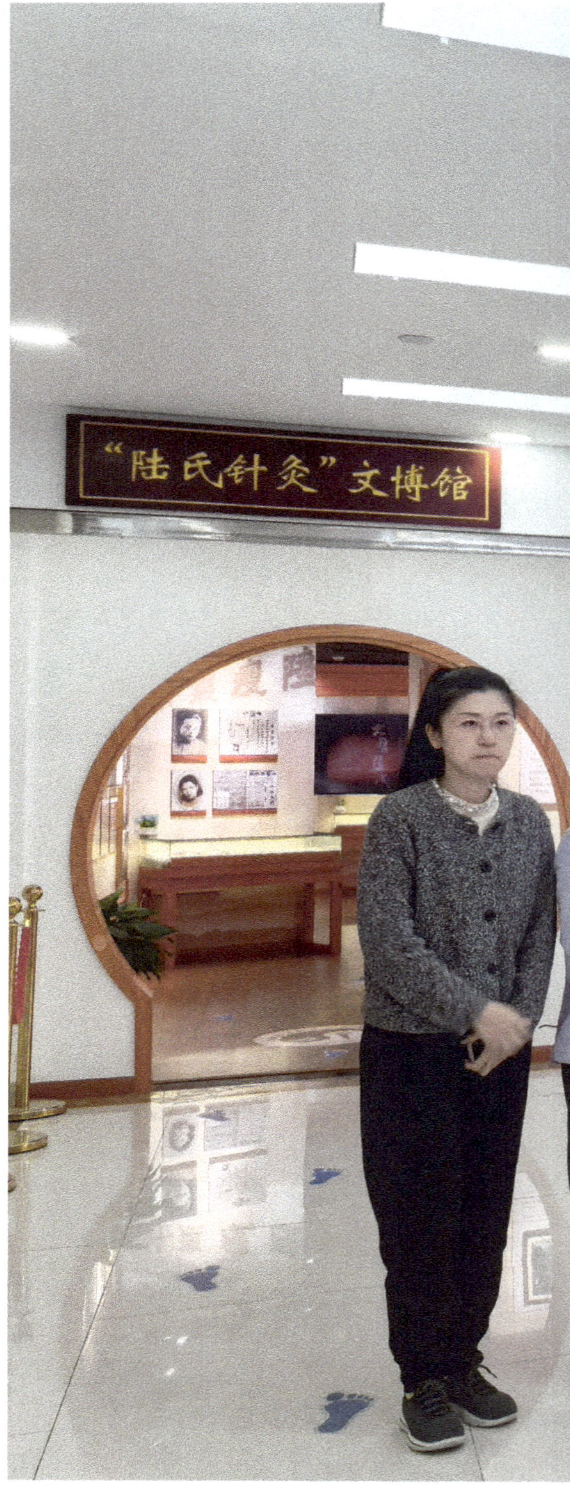

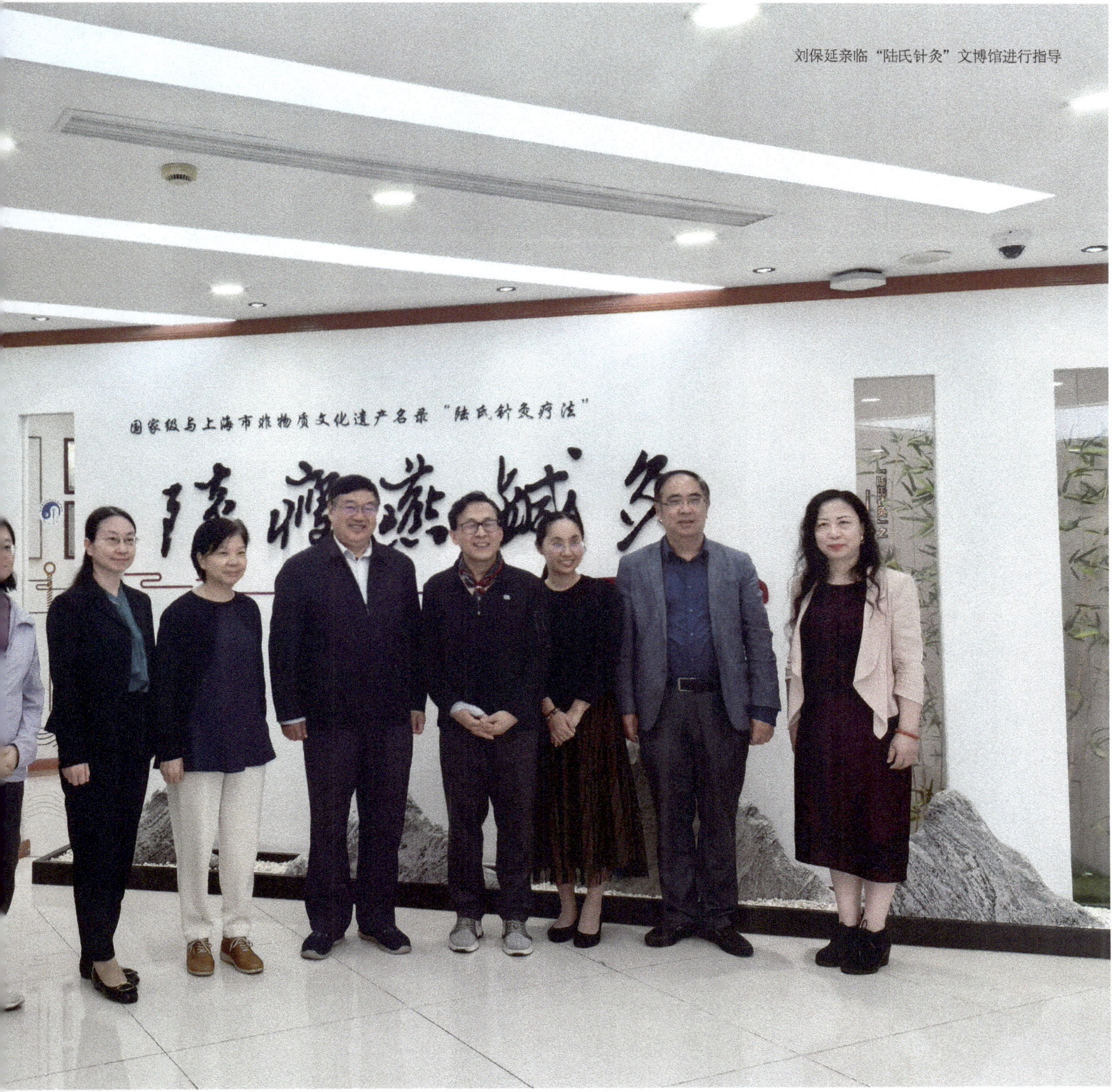
国家级与上海市非物质文化遗产名录“陆氏针灸疗法”

刘保延亲临“陆氏针灸”文博馆进行指导

历史沿革篇

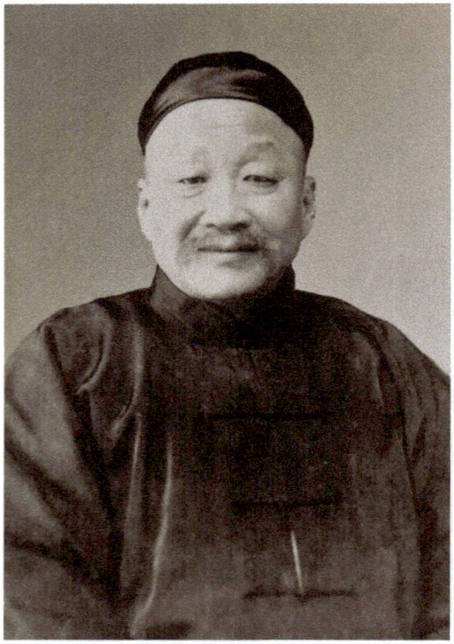
李培卿

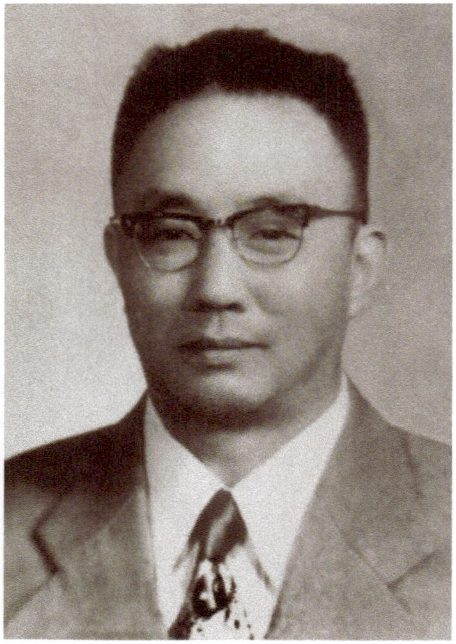
陆瘦燕

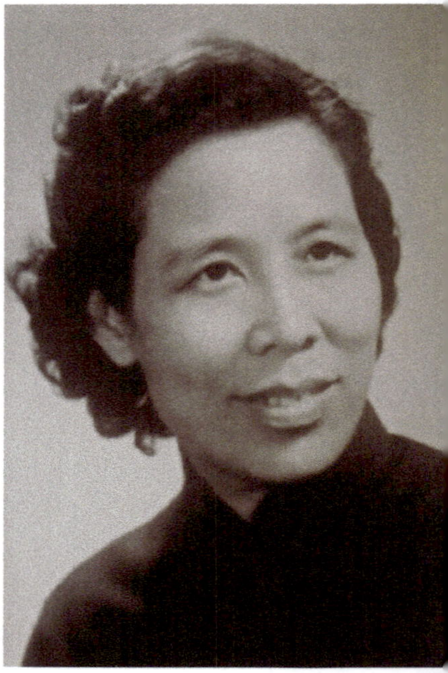
朱汝功

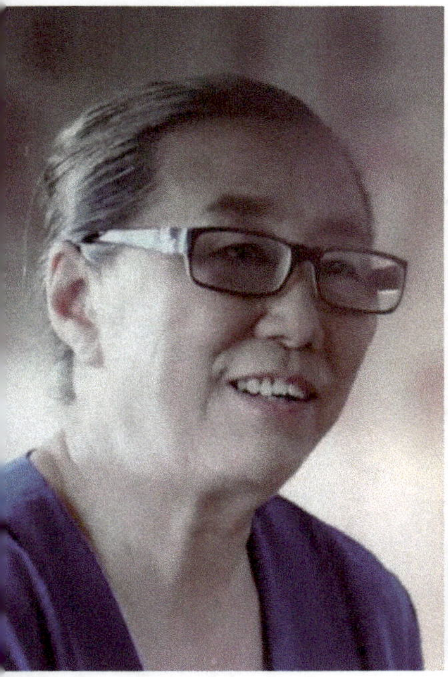

陆焱垚

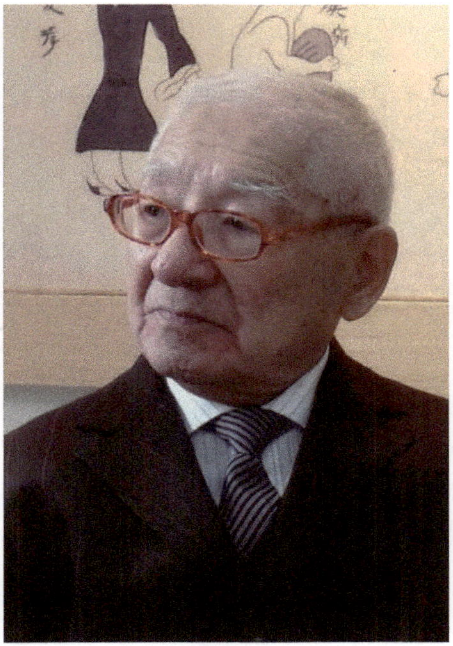

高　正

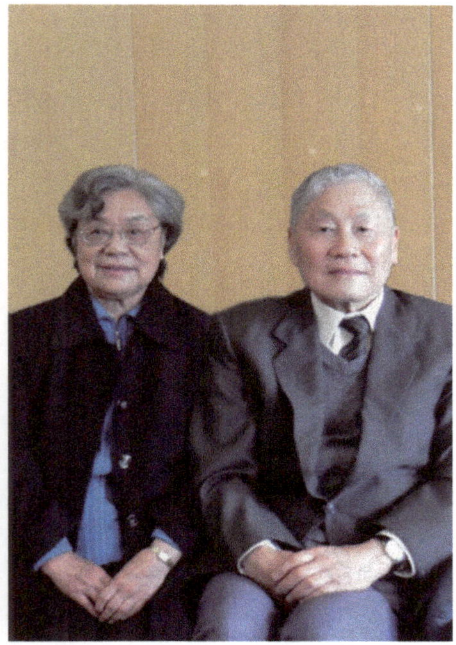

苏肇家　谈月涓

“陆氏针灸”奠基人

李培卿（“陆氏针灸”第一代）

生于1865年，原籍上海，李氏后裔。李培卿师从浙江名医陈慕兰，因其谦虚好学，博览群书，故对金元四家之学说、窦汉卿、杨继洲等诸家之精髓均有深入研究，对《灵枢》《素问》等经典著作钻研尤为透彻。早年即在嘉定严庙（今属上海）悬壶济世，并辗转江浙两地，广求贤才，凡有一得之见或一技之长者，必亲自拜师求教，务求掌握其技艺。因此，李培卿博采众长，医术愈发精湛，在申江享有“神针”之美誉。其诊病注重脉象，兼顾脾胃调理，擅长使用长针与温针，并创新性地提出夏季伏天施针灸疗法，发明了“伏针”及“伏灸”术。其后代整理的《针灸科李培卿学术经验》，堪称其学术成就之集大成者。

陆瘦燕（“陆氏针灸”第二代）

李培卿的小儿子，1909年诞生于嘉定西门外严庙乡，原姓李，名谓昌。幼年时过继给昆山陆家，因而更名为陆瘦燕。陆瘦燕自幼随父行医，耳濡目染，深谙针灸精髓，深受父亲仁心仁术的熏陶。他勤奋好学，尽得家传医术，18岁便开启行医生涯。数十年如一日地钻研医术，终成一代名家，声名远扬海上，求医者络绎不绝，经久不衰，成为上海滩家喻户晓的针灸大师。

徐鸣秋（“陆氏针灸”第二代）

江苏太仓人，自幼对中医情有独钟，后成为陆瘦燕的结发妻子。踏入陆家之后，她拜李培卿公为师，精进医术。徐鸣秋不仅在陆瘦燕的诊所内坐诊，还定期前往上海市小南门诊所行医。因其医术精湛，患者纷至沓来，被誉为“活神仙”。20世纪30年代，位于上海八仙桥的“陆氏针灸”诊所已声名远扬，诊所由陆瘦燕与夫人徐鸣秋共同主持，门庭若市，诊务繁忙。在此期间，徐鸣秋还需定期赴外地出诊。不幸的是，1940年，徐鸣秋遭遇难产，母子二人不幸离世。

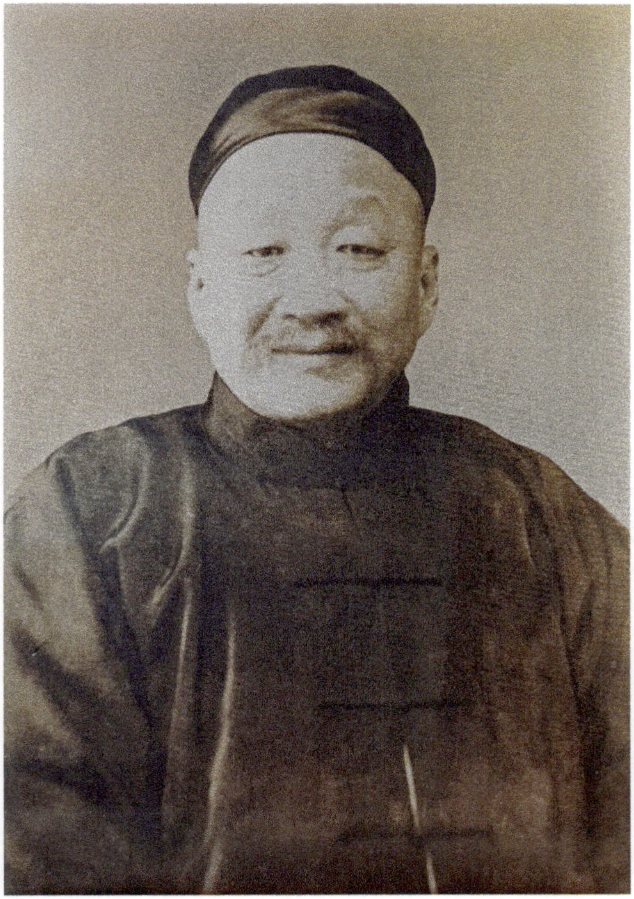 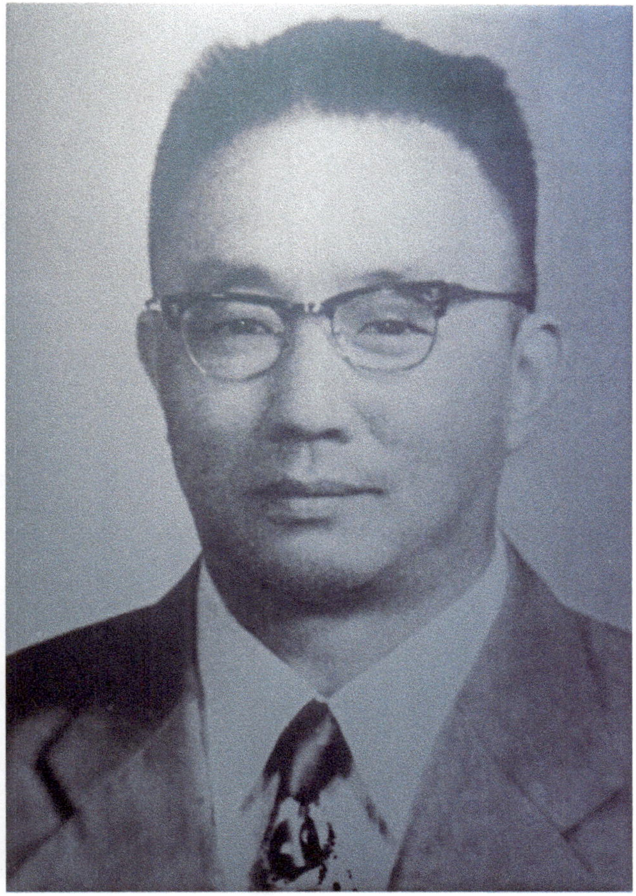

1 | 2

1 · 李培卿像

2 · 陆瘦燕像

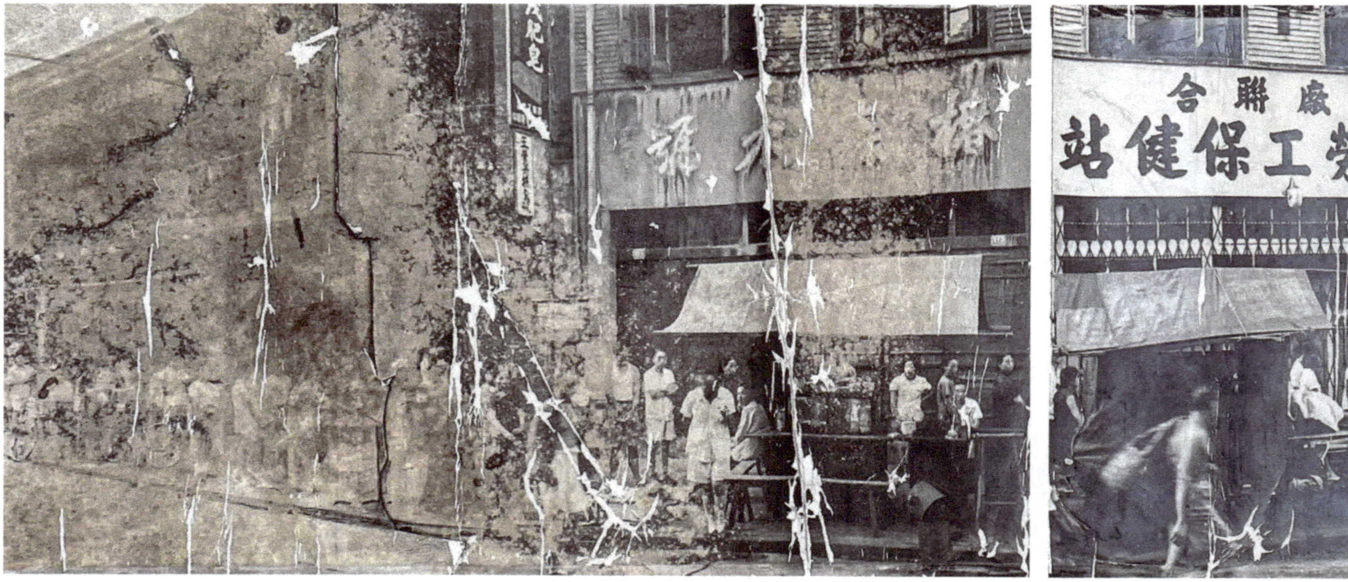
廠聯合
工保健站

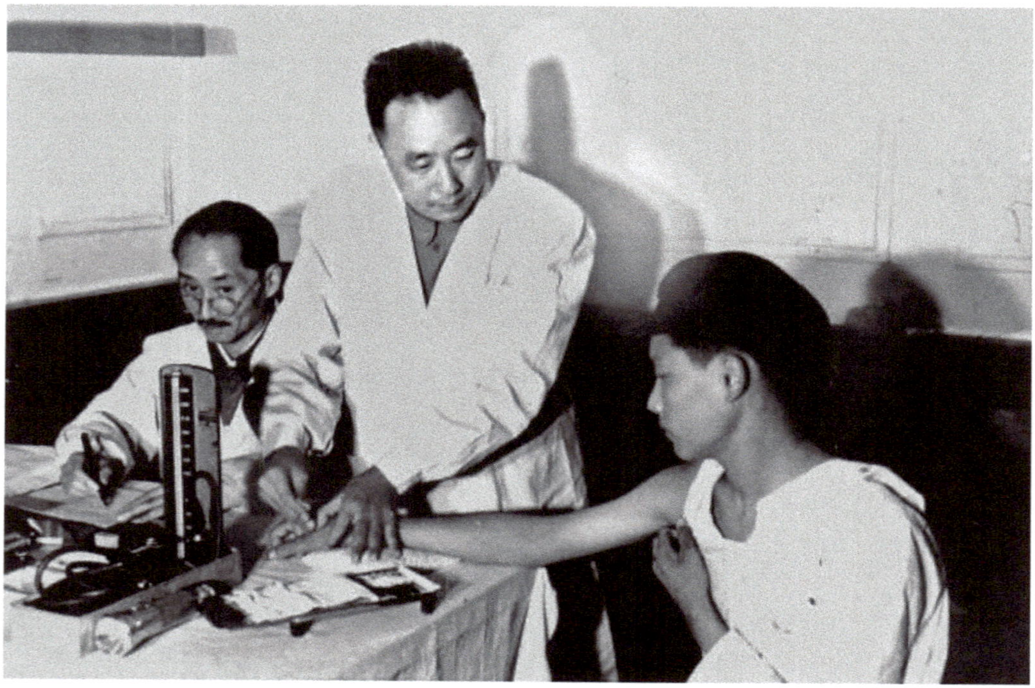

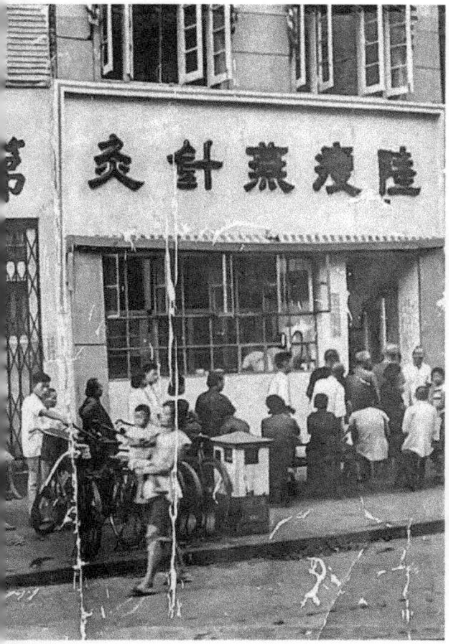

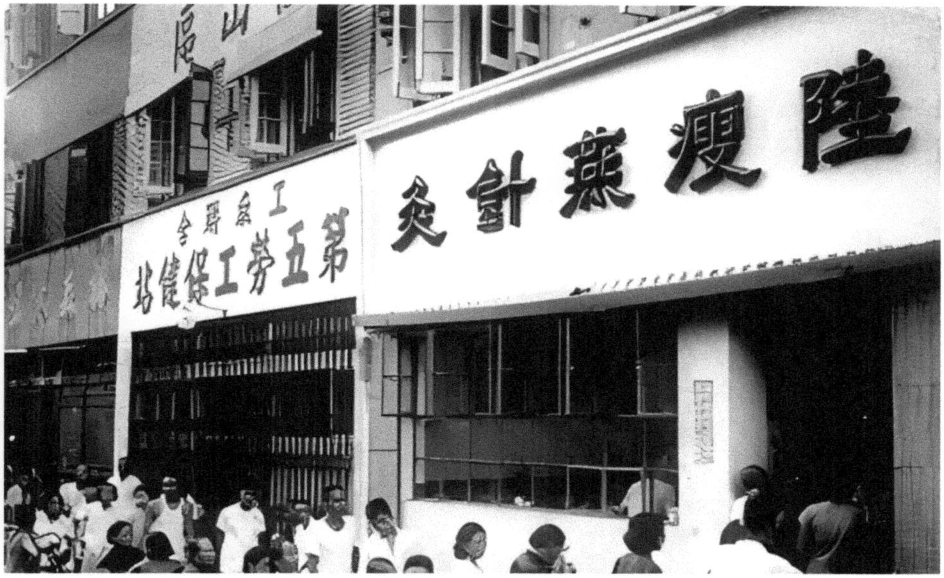

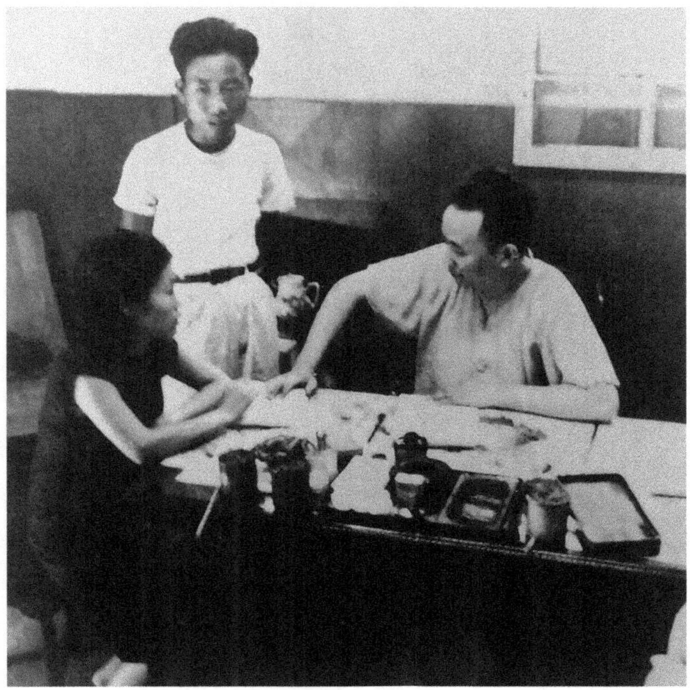

1	2	3
4		5

1 · 2 · 3 · “陆氏针灸”位于上海八仙桥的诊所业务鼎盛，每天都门庭若市

4 · 5 · 陆瘦燕为患者诊疗

1 · 3 · 朱汝功像
2 · 朱汝功为患者诊疗

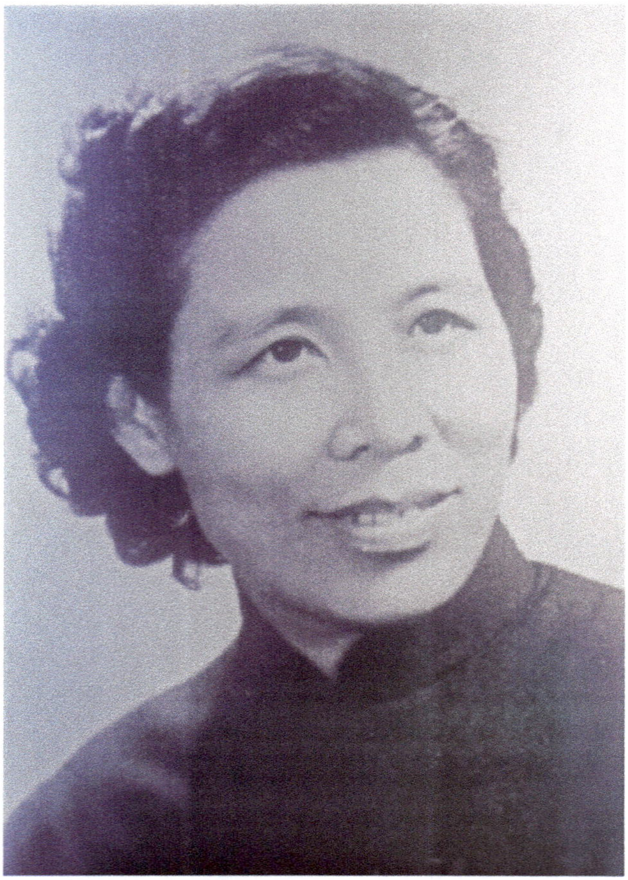

朱汝功（“陆氏针灸”第二代）

1913 年 7 月生于江苏奉贤光明村（今属上海市奉贤区南桥镇），其父朱叔屏学识渊博，精通书法。在父亲的熏陶下，朱汝功自幼聪慧好学，不仅练就一手精湛的书法，还进入中国医学院研习岐黄之术，师从章次公、李培卿等医学名家。毕业后，她在奉贤南桥开设诊所。1943 年，朱汝功与陆瘦燕喜结连理。婚后，夫妇二人在上海八仙桥地区的诊所继续悬壶济世。在陆瘦燕的事业发展中，朱汝功给予了极大的帮助与支持。他们共同切磋针术，相互促进，在传承、普及与提升针灸医学的道路上，携手并进，同心同德。经过多年不懈的努力，他们逐渐创立了尊古而不拘泥，创新而不标新立异的“陆氏针灸”学术流派，在针灸学术理论与临床实践中独树一帜。

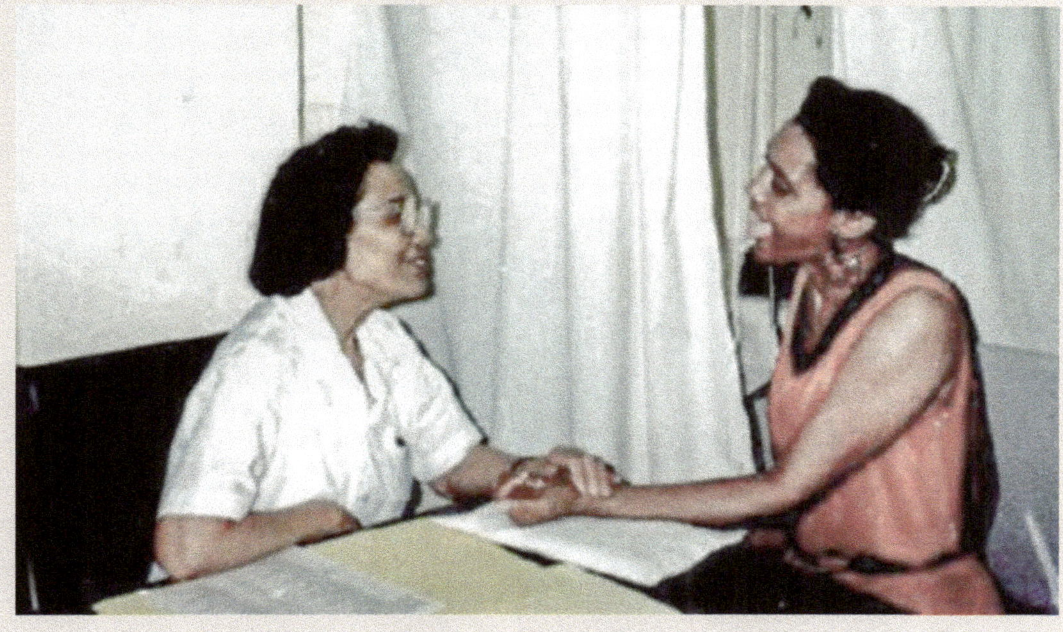

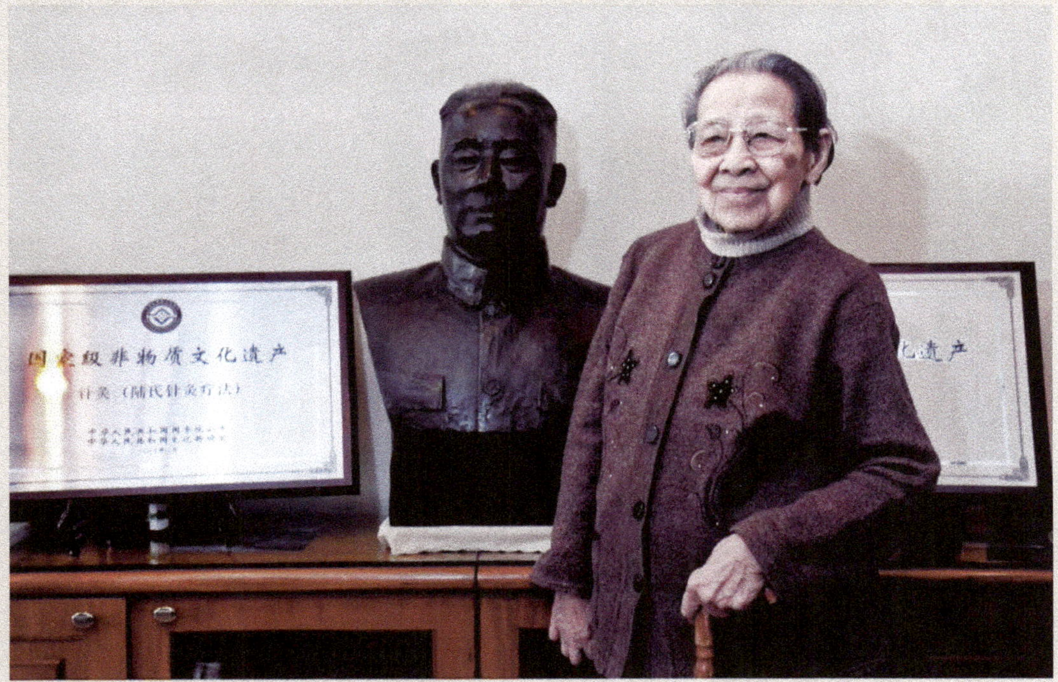
国家级非物质文化遗产

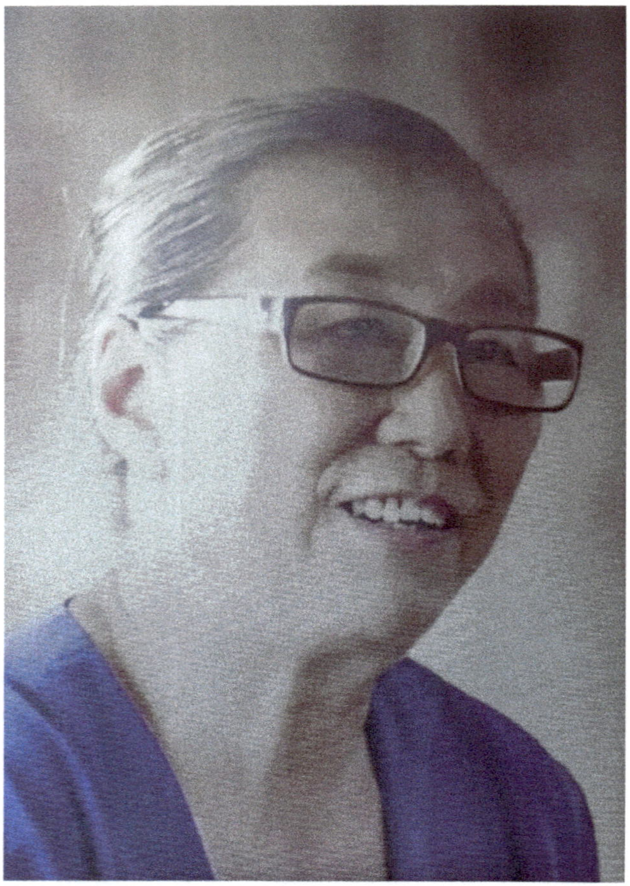

陆焱垚（“陆氏针灸”第三代）

生于 1944 年，陆瘦燕与朱汝功的长女，国家级非物质文化遗产名录和上海市非物质文化遗产名录“陆氏针灸疗法”代表性传承人，同时也是上海近代中医流派传承导师和上海中医药大学副教授。她自幼随父母习医，既继承了父业，又接受了系统的科班教育，于 1967 年毕业于上海中医学院（现上海中医药大学）医疗系。毕业后被分配至甘肃省武都县（现甘肃省陇南市武都区）汉王医院工作，于 1979 年调回上海中医学院任教。她先后担任上海中医学院经络教研室主任、刺法灸法教研室主任、刺灸治疗教研室主任及全国高等中医院校针灸教育研究会秘书长等职务。改革开放后，“陆氏针灸”流派的传承与发展工作，基本上由陆焱垚主导完成，其付出可谓呕心沥血，奉献了毕生精力。

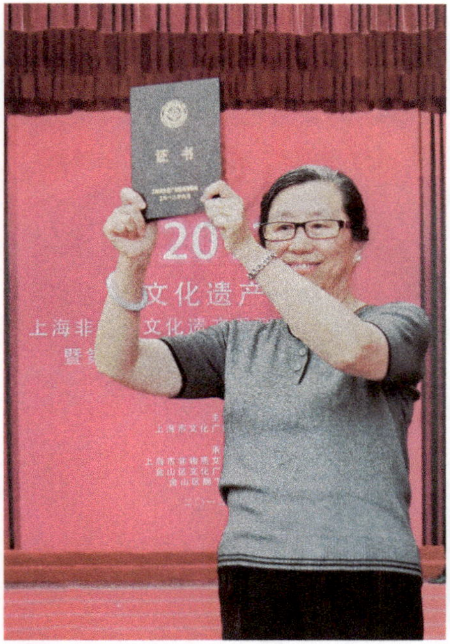

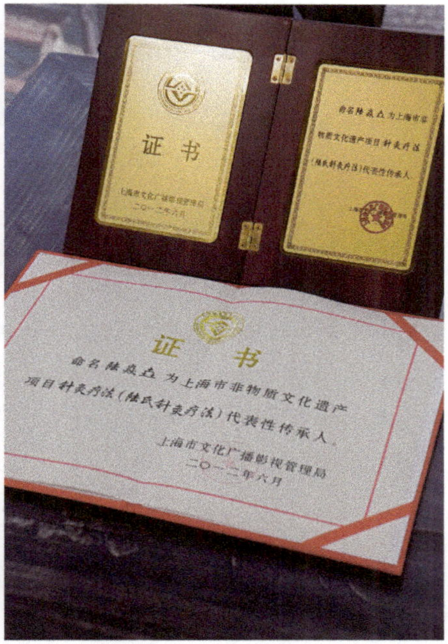
证书
命名陆焱垚为上海市非物质文化遗产项目针灸疗法（陆氏针灸疗法）代表性传承人。
上海市文化广播影视管理局
二〇一二年六月

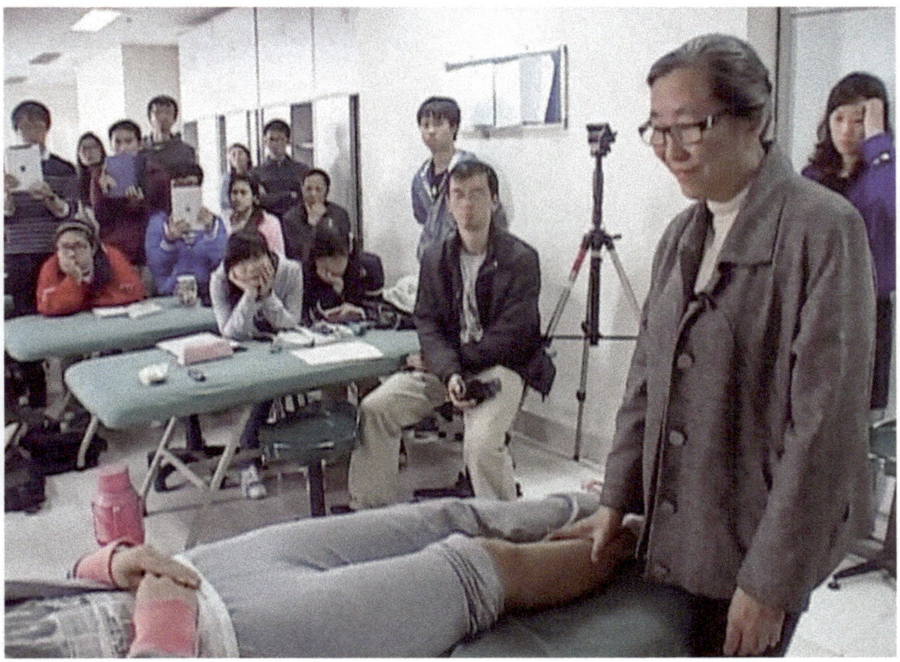

1 2 4 3

1 · 2 · 陆焱垚像

3 · 陆焱垚在上海中医药大学为学生授课

4 · 陆焱垚上海市非物质文化遗产项目针灸疗法（陆氏针灸疗法）代表性传承人证书

高正（“陆氏针灸”第三代）

生于 1934 年，浙江慈溪人，副主任医师，为陆瘦燕的大弟子。国家级非物质文化遗产“陆氏针灸疗法”的第三代传人，上海近代中医流派传承导师，《上海针灸杂志》编委，上海市针灸学会高级顾问，以及上海市针灸学会第一届理事会理事和第二届理事会常务理事。高正出身于医药世家，自幼受家学熏陶，对医学怀有浓厚兴趣。1947 年，经伯父引荐，成为针灸大师陆瘦燕的入室弟子。他勤学苦练，潜心钻研，深得业师真传。1953 年学成出师后，独立行医，至今已逾 70 载。临床擅长针灸治疗中风后遗症、腰椎间盘突出症、过敏性鼻炎、急慢性咽喉炎、过敏性结肠炎、胆囊炎、胃痛、小儿遗尿、小儿抽动症、小儿多动症、小儿腺样体肥大、月经不调、痛经、性早熟及各种疑难杂症。1986 年，卫生部组织中国赴摩洛哥医疗队，高正作为唯一由地段医院选出的中国针灸专家，在非洲工作的两年间为成千上万名非洲患者解除病痛，以精湛的医术和高尚的医德促进了中国与非洲国家之间的友谊。2009 年和 2011 年，“陆氏针灸疗法”分别被列入国家级非物质文化遗产名录和上海市非物质文化遗产名录，作为上海近代中医流派传承导师，高正与师妹陆焱垚一同积极参与“陆氏针灸”传承中心的筹建和传承工作。老骥伏枥，年已九旬，至今依然倾尽全力，为培养“陆氏针灸”传人而忘我工作。

陆李还（“陆氏针灸”第三代）

生于 1935 年，陆瘦燕与徐鸣秋之子，作为“陆氏针灸疗法”的嫡系传人，担任上海近代中医流派传承导师。自幼随父学医，曾在陆瘦燕诊所及港务局等地行医。2012 年，参与陆焱垚主持的“陆瘦燕名老中医工作室”活动，并成为工作室导师之一。如今虽已年逾耄耋，却依然勤学不辍，积极参与海派中医流派“陆氏针灸”传承研究基地（分基地）及陆瘦燕针灸传承研究中心（分中心和教学基地）的临床与教学工作。

苏肇家

生于 1934 年，副主任医师，上海近代中医流派传承导师，“陆氏针灸”创始人陆瘦燕的入室弟子。1955 年春，拜师陆瘦燕学习医术，1958 年末学业结业后，经分配进入上海市杨浦区控江医院，创立针灸科。在针灸医疗方面，严格遵循“陆氏针灸”理论体系指导，致力于扩大针灸治疗病种，尤其在麻疹透发、高血压等治疗领域取得了显著成效。曾担任上海市杨浦区控江医院中医科主任、针灸科主任，上海市杨浦区中医学会理事，以及上海市针灸学会“针灸进修班”教师等职务。擅长运用针灸治疗老年性阴道炎、高血压、复视、视神经脊髓炎等多种疾病。

谈月涓

生于 1936 年，上海近代中医流派传承导师。1955 年，经张镜人引荐，拜陆瘦燕为师，系统学习中医针灸。在随师 4 年的时光里，得益于老师的悉心教导，逐步掌握了中医理论与医术。耳濡目染陆瘦燕的精湛医术和高尚医德，为其日后的职业生涯奠定了坚实的行医理念与医疗技能基础。1958 年底学成毕业后，进入上海市杨浦区长白医院，创立针灸科，并负责针灸医疗工作。擅长运用针灸治疗风湿痹证、婴幼儿腹泻、幼儿营养不良等多种疾病。

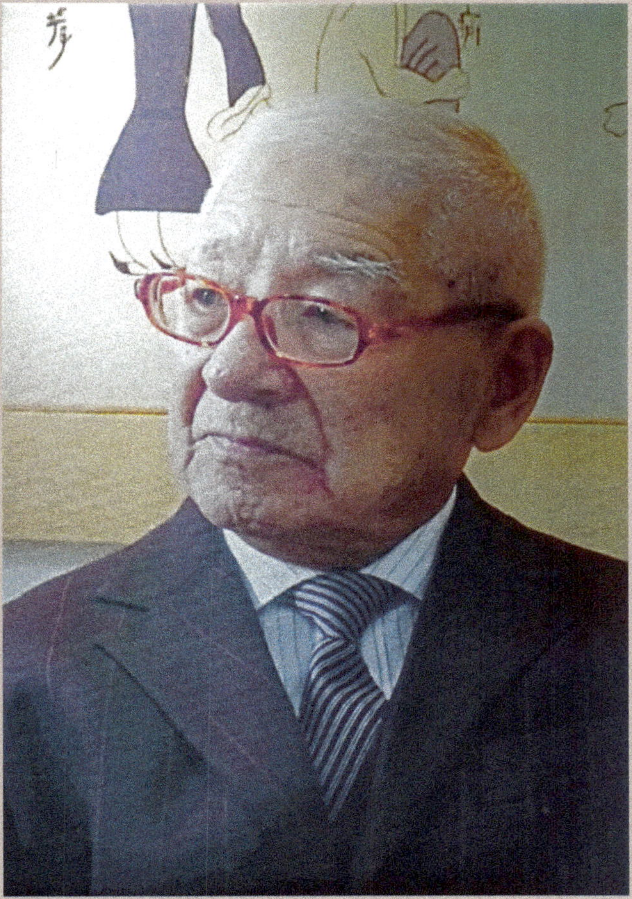

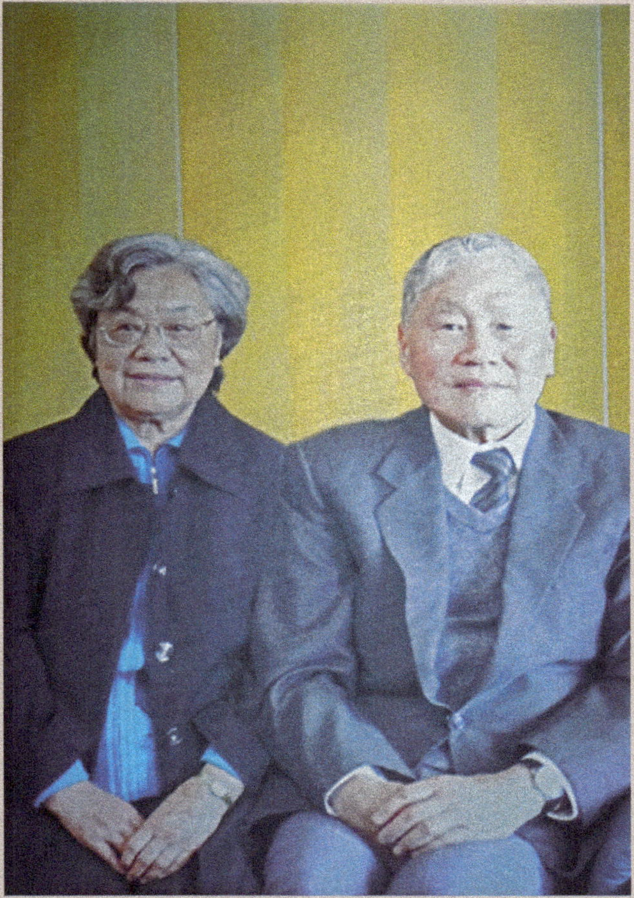

1 | 2

1 高正像

2 谈月涓（左）与苏肇家（右）合影

此外，尤益人、陈德尊、王志煜、吴绍德、张时宜、高忻洙、陈汉平、王卜雄、魏福良等名家，作为“陆氏针灸”不同时期的弟子和学生，也都为“陆氏针灸”学术思想和临证特色的传承与发展做出了自己应有的贡献。特别是吴焕淦为“陆氏针灸”申报上海市和国家级非物质文化遗产名录，裴建、施征作为负责人的海派中医流派传承基地以及吴耀持筹建创办的“陆氏针灸”文博馆等，他们的工作与奉献，对“陆氏针灸”影响力的深入、持久推动与发展都有着很大的帮助。

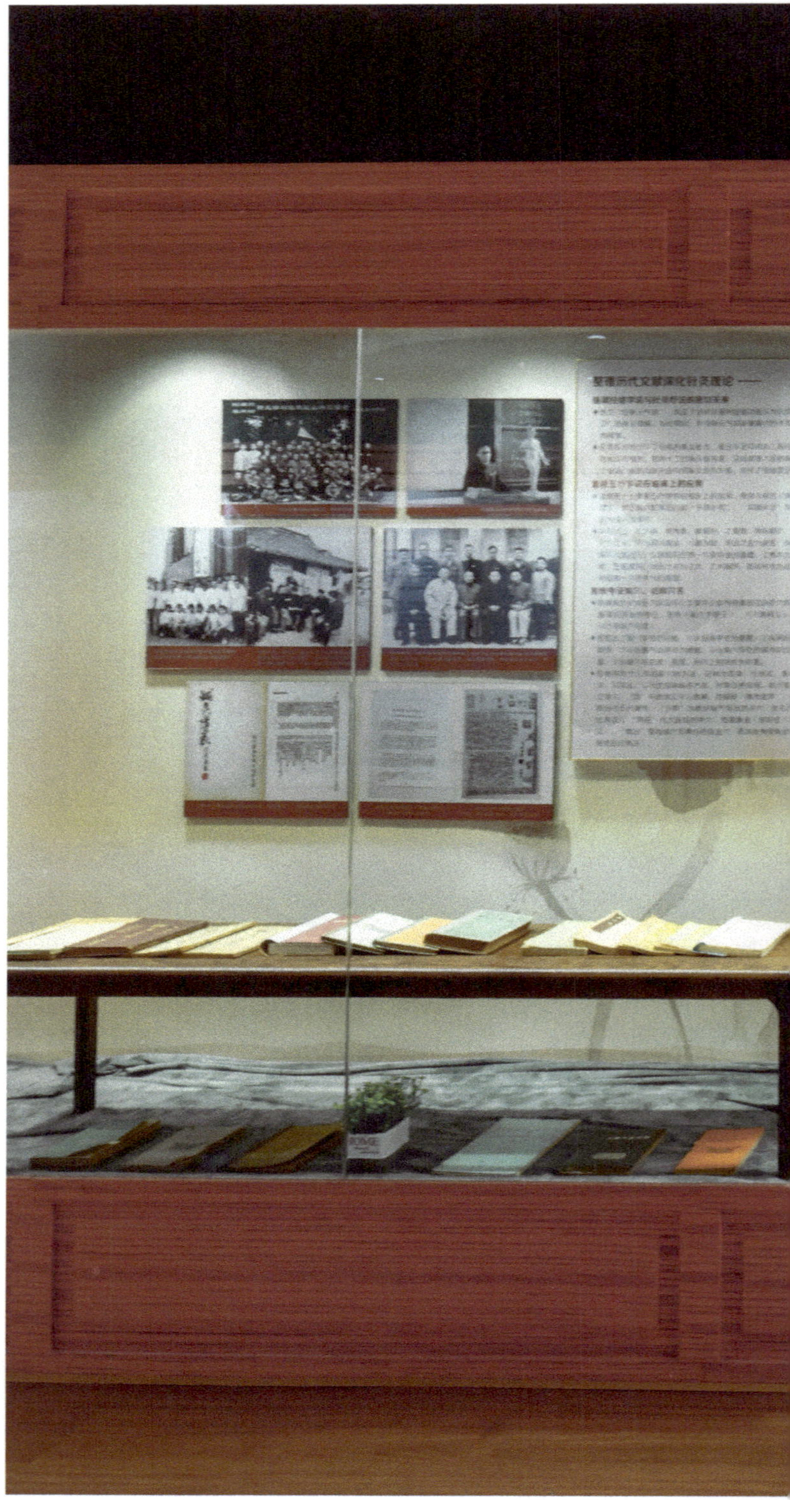

学术思想篇

“陆氏针灸”的学术思想可概括为以下几个方面：首先，创立了“经脉元气说”；其次，强调五行学说在临床实践中的应用；再者，深入探究经络概念，并进行系统的腧穴考证及穴名阐释等。

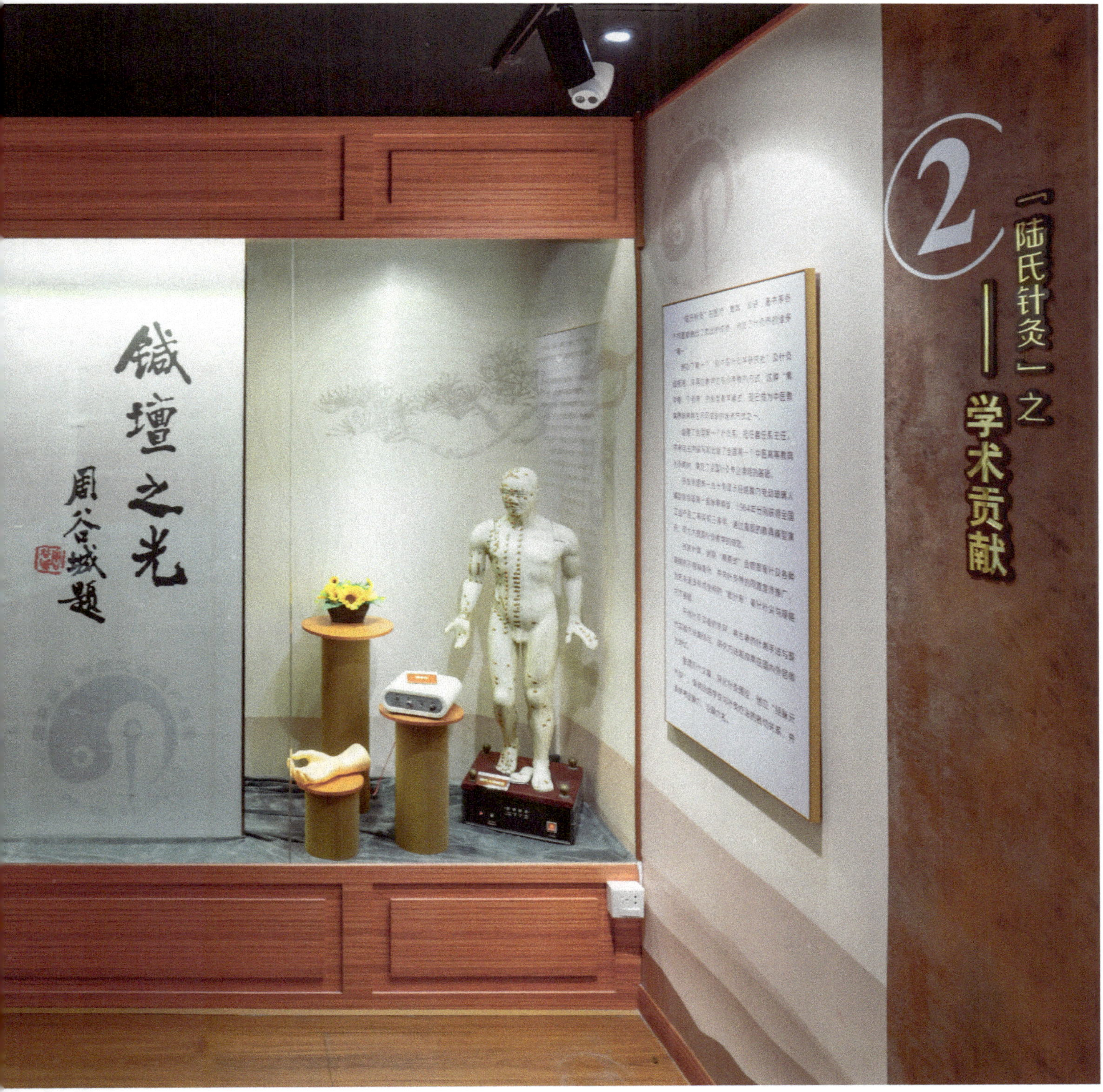
②
「陆氏针灸」之
学术贡献
鍼壇之光
周谷城题

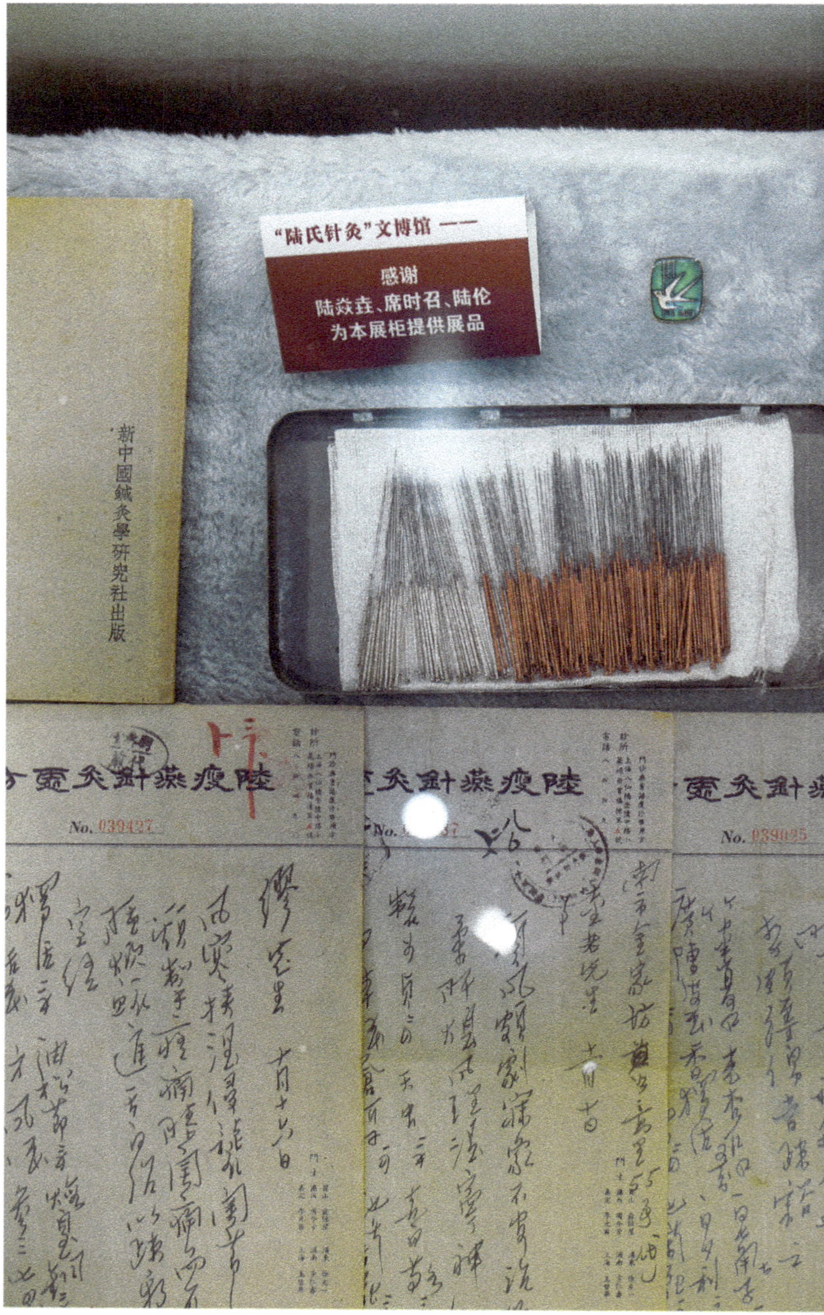

一是创立“经脉元气说”

陆瘦燕和朱汝功指出：经络学说的起源与针灸的关系极为密切，经络学说从孕育、诞生到发展，无不与针灸紧密相连。针灸疗法的特点正是以经络学说为核心的治疗理念。基于此，“陆氏针灸”提出的“经脉元气说”，纠正了当时文献中将经络功能仅限于“通行营卫”的狭隘理解。同时，对经脉元气和脏腑腧穴之间的关联，也进行了深刻的阐释。“陆氏针灸”强调，针刺得气的“气”即为经气，它涵盖先天之元气与后天之谷气，两者相互依存，不可分割。经脉元气以肾间动气为根基，其作用体现在四关。背俞穴是脏腑元气输注之处，而腹募穴则是脏腑元气汇聚之地。此外，“陆氏针灸”所提出的“经脉元气说”，还特别突出了经脉元气和腧穴主治规律以及与五腧穴排列之间的密切关系。

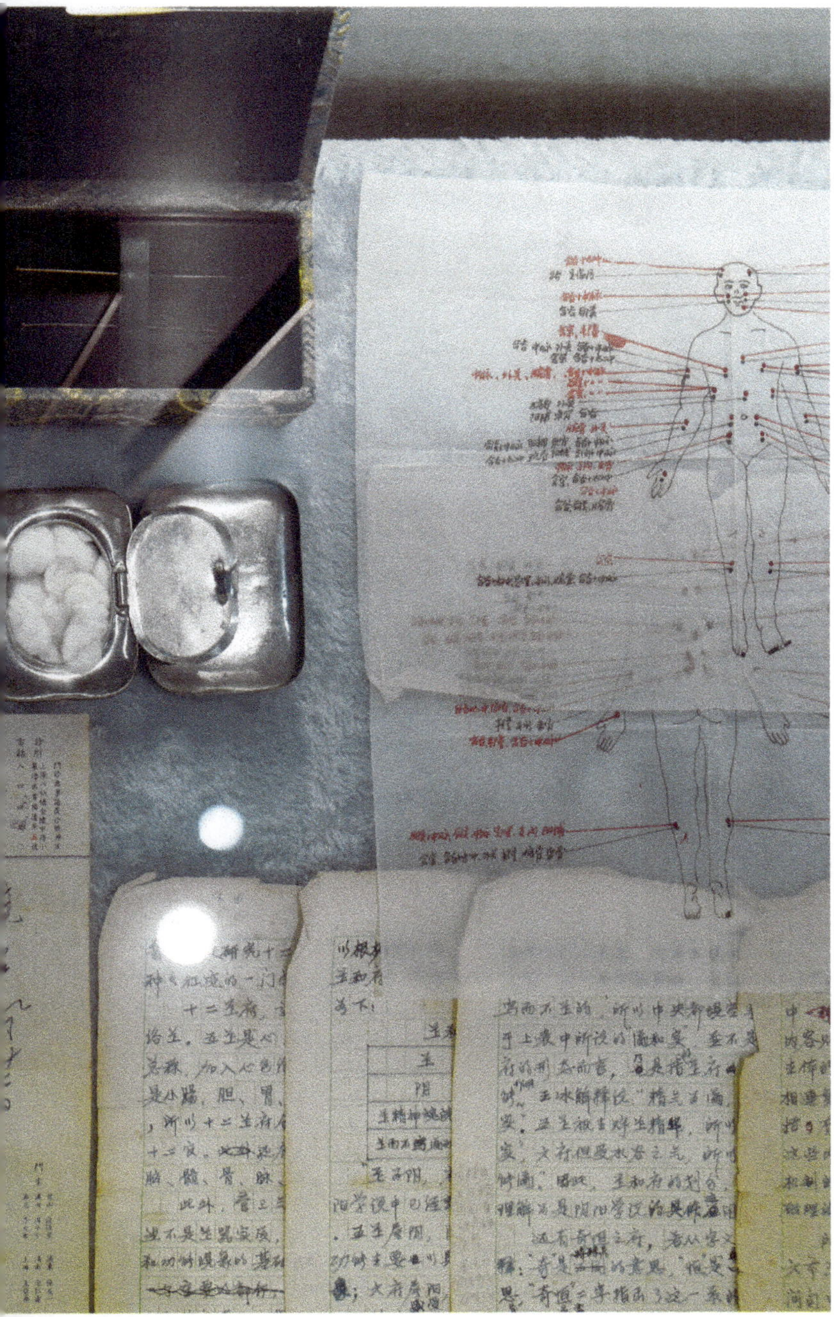

二是重视五行学说在临床上的应用

陆瘦燕与朱汝功深入剖析了《难经》相关理论，对五输穴配属五行及“子母补泻”“泻南补北”等理念进行了详尽的阐释。例如，阳代表刚，阴代表柔，庚属阳，乙属阴，阴阳相交融，乙庚相合而化生金运。因此，阳井属金，六腑为阳，所出之金为庚金，即大肠，腑以大肠为首要，这就是阳经第一穴为井金的缘由。乙者，木也，为庚金之柔，五脏属阴，所出之井为乙木，乙木属肝，脏以肝木为起始，这便是阴经第一穴为井木的理据。

陆瘦燕使用过的针灸针及亲笔所写处方

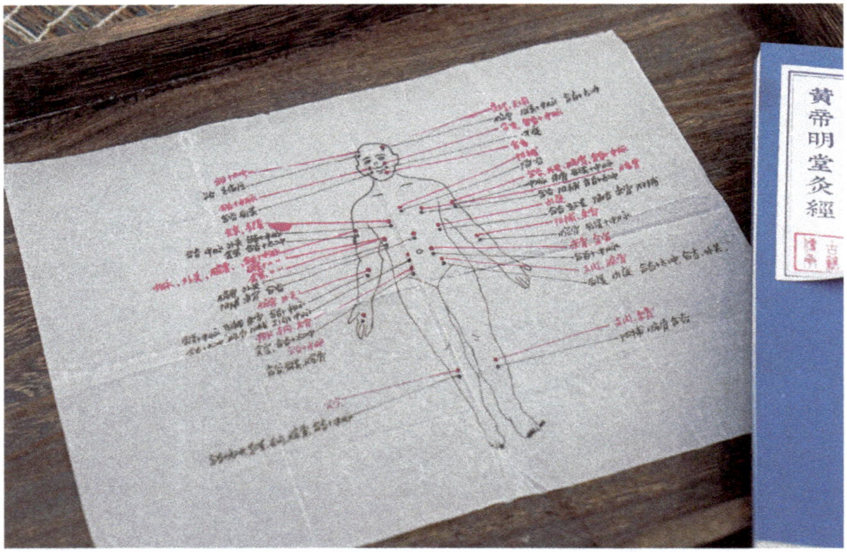

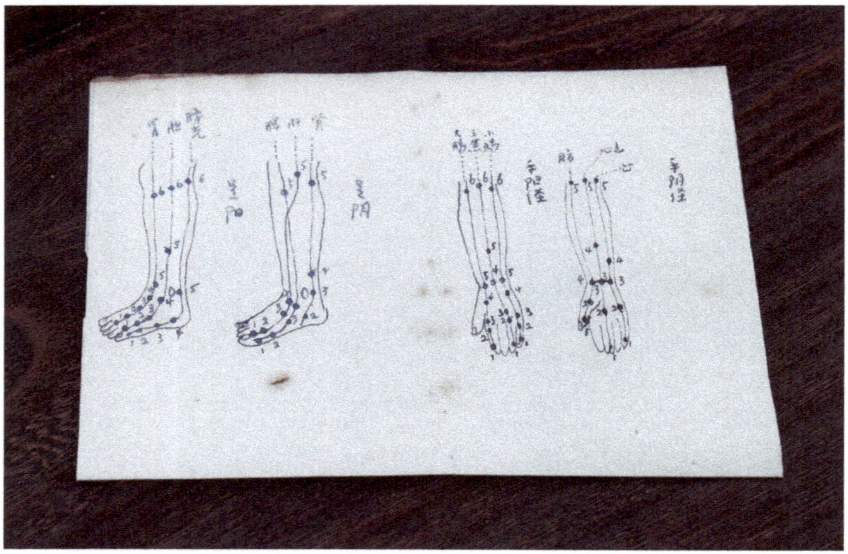

三是深入探究经络概念

陆瘦燕提出手足同名之三阴经与三阳经亦相互衔接，若将十二经脉简化审视，实则可归结为六经之观点，并详释奇经八脉之功能渊源及其与经脉交会的内在联系，从而深化了经络理论。

四是系统考证腧穴并论释穴名

陆瘦燕等人将古人命名腧穴的方法，概括为四类：比拟法、象形法、会意法、写实法。他们认为这四种命名方法常常是综合运用的。例如，少商、商阳、商丘等穴位，“商”字的含义颇为深奥。陆瘦燕解释道，“商”代表金声，而金是肺与大肠经在五行中的属性。“少商”作为肺经脉气起始的井穴，因此得名（会意法与比拟法的结合）。“商阳”则是大肠经的井穴，因其属性为庚金（即阳金）而得名（会意法）。“商丘”则指该穴属于脾经的经金穴，且穴位处有骨隆起，形似小丘（会意法与比拟法的结合）。

1 · 陆瘦燕手绘穴位图
2 · 陆瘦燕手绘经络图
3 · 陆瘦燕编著《针灸腧穴图谱》
4 · 陆焱垚学术笔记

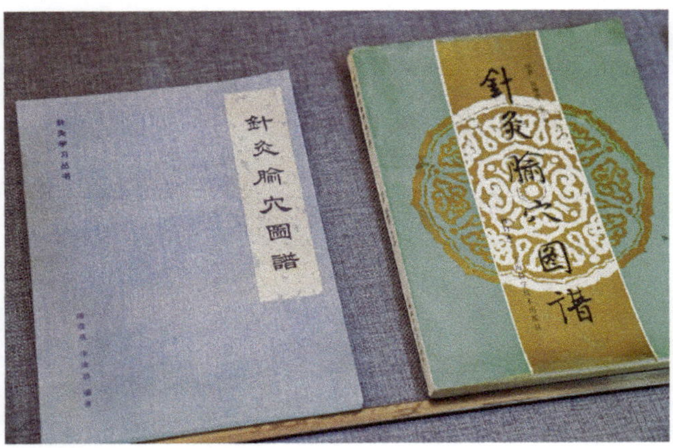

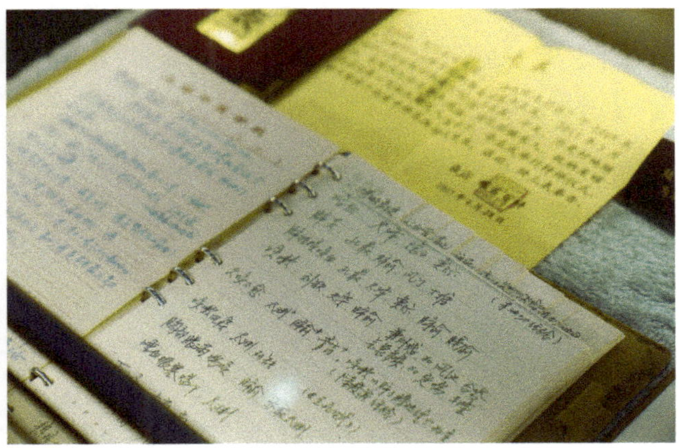

学术贡献篇

“陆氏针灸”在医疗、教育、科研、著书等各个方面都做出了杰出的成绩，创造了针灸界的诸多“第一”。

创办了第一个“新中国针灸学研究社”及针灸函授班，采用边教学边临诊带教的方式，这种“集中授课、个别指导”的新型教学模式，现已成为中医教育界培养学生不可或缺的方式之一。

组建了全国第一个针灸系，担任首任系主任并亲自主持编写和出版了全国第一本中医高等教育针灸教材，奠定了全国针灸专业课程的基础。

研发了我国第一台光电显示经络腧穴电动玻璃人模型和我国第一套脉象模型，1964 年分别获得全国工业产品二等奖和三等奖，通过直观的教具模型演示，可大大提高针灸教学的成效。

改进针具，创制“瘦燕式”金银质毫针及各种规格的不锈钢毫针，并向针灸界的同道宣传推广，为后来逐步形成使用的“松针形”毫针针尖与规格打下基础。

开创针灸实验的先河，将古老的针刺手法与现代实验方法相结合，研究方法和成果在国内外居领先地位。

整理历代文献、深化针灸理论，创立“经脉元气说”，强调经络学说与针灸疗法的密切关系，并系统考证腧穴、论释穴名。

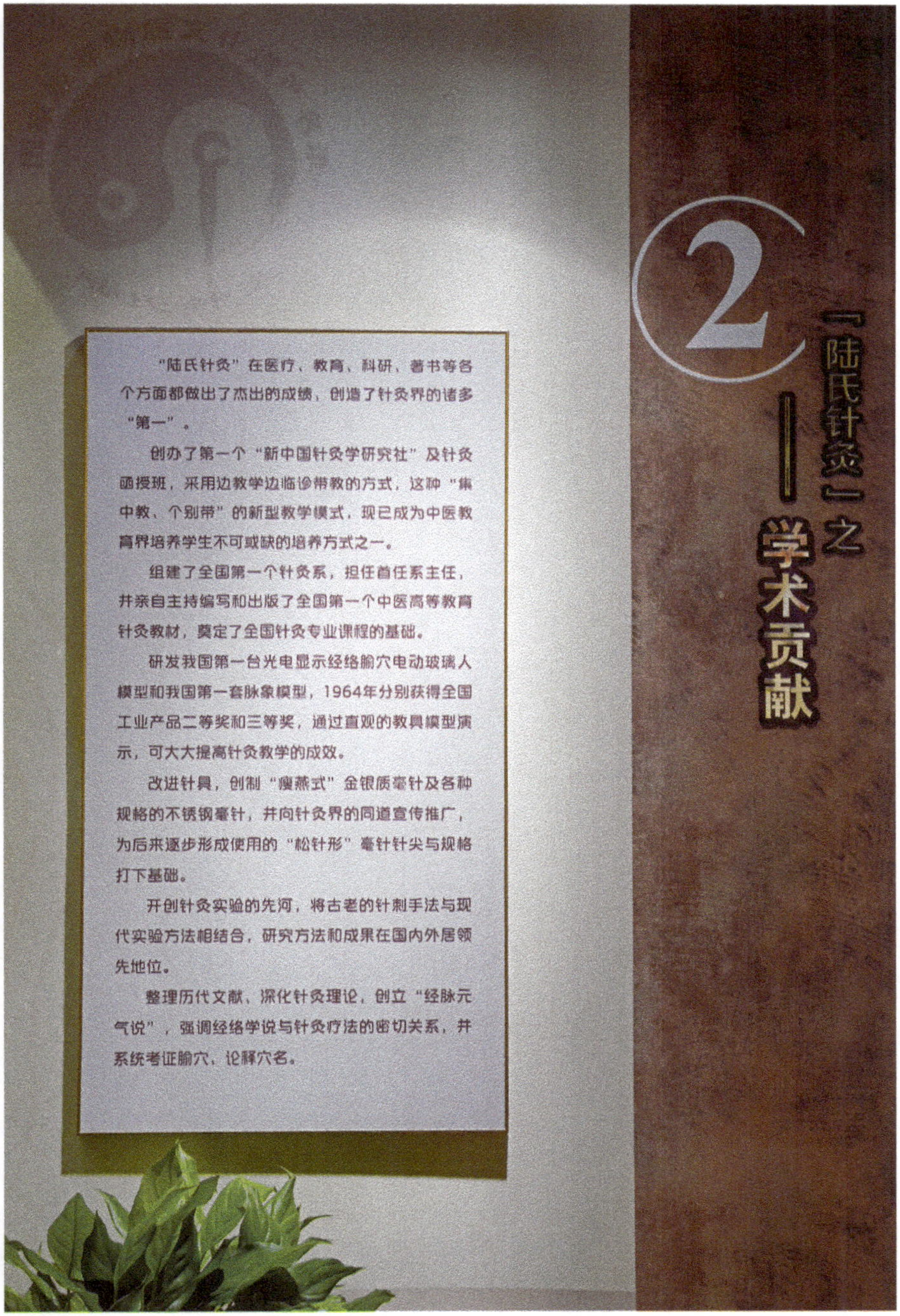
"陆氏针灸"在医疗、教育、科研、著书等各个方面都做出了杰出的成绩，创造了针灸界的诸多"第一"。
创办了第一个"新中国针灸学研究社"及针灸函授班，采用边教学边临诊带教的方式，这种"集中教、个别带"的新型教学模式，现已成为中医教育界培养学生不可或缺的培养方式之一。
组建了全国第一个针灸系，担任首任系主任，并亲自主持编写和出版了全国第一个中医高等教育针灸教材，奠定了全国针灸专业课程的基础。
研发我国第一台光电显示经络腧穴电动玻璃人模型和我国第一套脉象模型，1964年分别获得全国工业产品二等奖和三等奖，通过直观的教具模型演示，可大大提高针灸教学的成效。
改进针具，创制"瘦燕式"金银质毫针及各种规格的不锈钢毫针，并向针灸界的同道宣传推广，为后来逐步形成使用的"松针形"毫针针尖与规格打下基础。
开创针灸实验的先河，将古老的针刺手法与现代实验方法相结合，研究方法和成果在国内外居领先地位。
整理历代文献、深化针灸理论，创立"经脉元气说"，强调经络学说与针灸疗法的密切关系，并系统考证腧穴、论释穴名。
2
"陆氏针灸"之
学术贡献

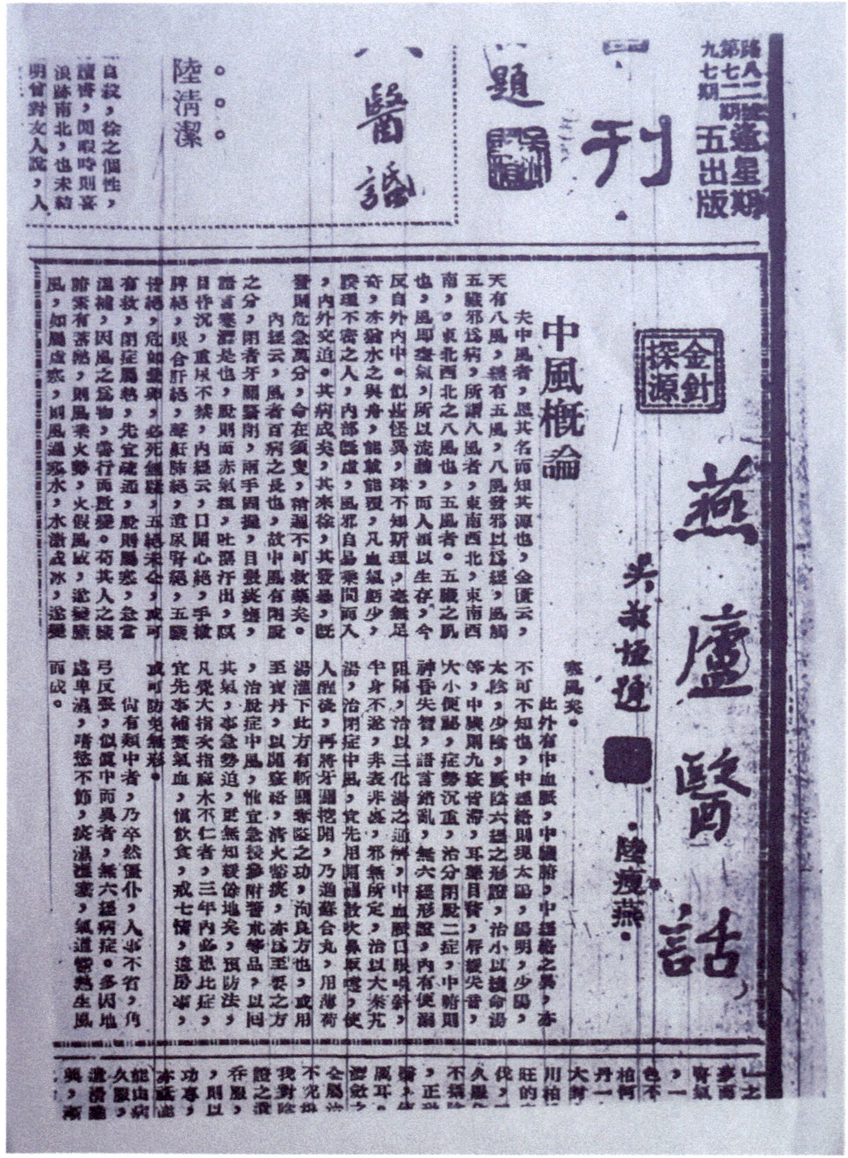

燕廬醫話

吳叔堅題

金針探源

陸瘦燕

中風概論

夫中風者，思其名而知其源也，金匱云，天有八風，經有五風，八風發邪以為經，風觸五臟邪氣發病，所謂八風者，東南西北，東南西南，東北西北之八風也，五風者。五臟之風也，風即藏氣，所以流轉，而人賴以生存，今反自外內中，創成怪異，殊不知斯理，遂無足奇，亦猶水之與舟，能載能覆，凡血氣衰少，腠理不密之人，內部機虛，風邪自易乘間而入，內外交迫。其病成矣，其來徐，其發暴，既發則危急萬分，命在須臾，稍遲不可救藥矣。

內經云，風者百病之長也，故中風有閉脫之分，閉者牙關緊閉，兩手固握，目發炎熱，語言蹇澀是也，脫則面赤氣粗，吐瀉汗出，既目昏沉，重尿不禁，內經云，口開心絕，手撒脾絕，眼合肝絕，聲鼾肺絕，遺尿腎絕，五臟皆絕，危如壘卵，必死無疑，五絕未全，或可有救，閉症屬熱，先宜疏通，脫則屬寒，急當溫補，因風之為物，善行而數變。苟其人之臟腑素有蘊熱，則風乘火勢，火假風威，遂變燎風，如屬虛寒，則風遇寒水，水激成冰，遂變寒風矣。此外有中血脈，中臟腑，中經絡之異，亦不可不知也，中經絡則現太陽，陽明，少陽，太陰，少陰，厥陰六經之形證，治以續命湯等，中臟則九竅皆滯，耳聾目昏，唇緩失音，大小便閉，症勢沉重，治分閉脫二症，中腑則神昏失智，語言錯亂，無六經形證，內有便溺阻隔，治以三化湯之通解，中血脈則口眼喎斜，半身不遂，非表非裏，邪無所定，治以大秦艽湯，治閉症中風，宜先用開關散吹鼻取嚏，使人醒後，再將牙關撬開，乃灌蘇合丸，用薄荷湯灌下此方有斬關奪隘之功，洵良方也，或用至寶丹，以開竅絡，清火豁痰，亦為至要之方，治脫症中風，惟宜急投參附蓍朮等品，以回其氣，事急勢迫，更無知覺俗地矣，預防法，凡覺大指次指麻木不仁者，三年內必患此症，宜先事補養氣血，慎飲食，戒七情，遠房事，或可防免無形。

尚有類中者，乃卒然僵仆，人事不省，角弓反張，似風中而異者，無六經病症。多因地處卑濕，嗜慾不節，痰濕壅塞，氣道鬱熱生風而成。

20 世纪 40 年代，陆瘦燕与朱汝功在沪报上开设《燕庐医话》专栏，积极宣传针灸医学。1948 年，除了传统的师徒传承外，他们携手创办了首个新中国针灸学研究社及针灸函授班，采取“集中授课、个别指导”的教学模式，并亲自编纂讲义，解答函授学员的来信提问。因其内容深入浅出，切实解决学员困惑，吸引了众多海内外学子慕名加入针灸函授班，影响力遍及全国乃至东南亚，各地纷纷设立新中国针灸学研究社的分社。

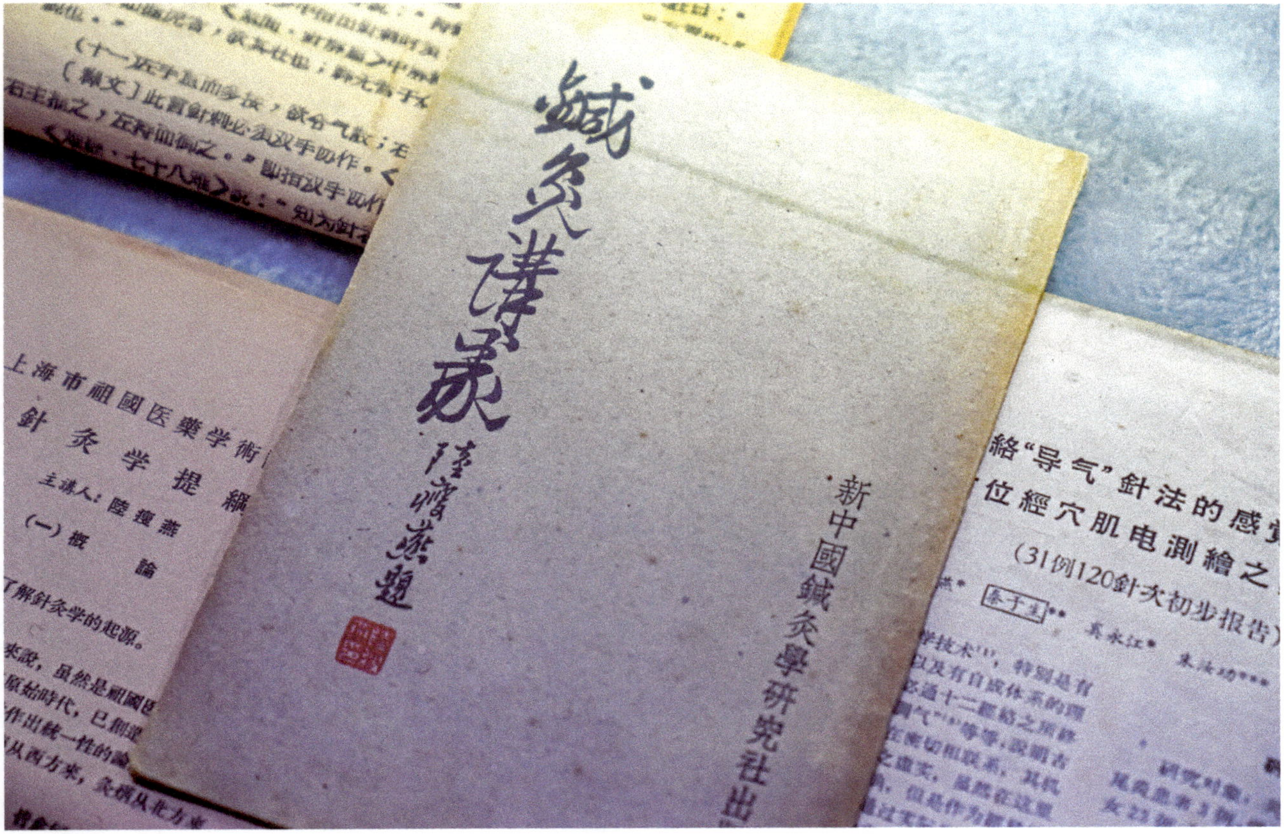

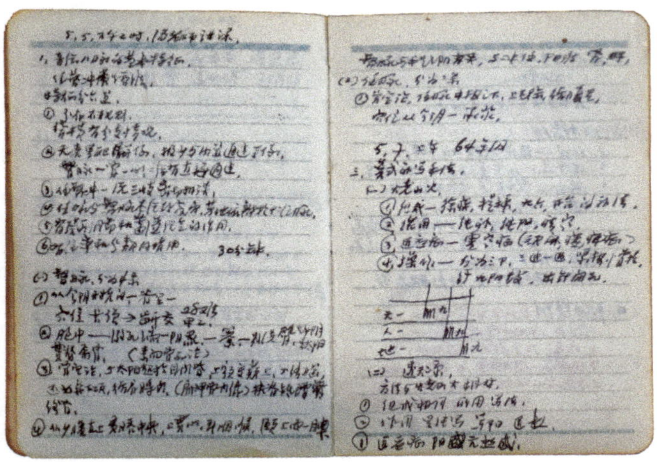

1 · 沪报上刊载的《燕庐医话》专栏

2 · 新中国针灸学研究社《针灸讲义》

3 · 陆瘦燕讲义手稿

自 1950 年起，陆瘦燕长期担任上海市针灸学会主任委员及上海市中医学会副主任委员。他定期举办学术讲座，开设进修班，为提升上海市针灸队伍整体的专业水平付出了巨大努力，使得全市的针灸学术氛围浓厚且活跃，广受赞誉，成为全国典范。1952 年和 1955 年，他先后创办了两期“陆瘦燕、朱汝功针灸学习班”，学制三年，课程涵盖内经、伤寒、金匮、中药、方剂、经络、腧穴、生理、解剖、针灸治疗、中医内科、西医内科、神经内科等中西医内容。他们的成功教学经验，被上海市历届中医师带徒班借鉴，“集中授课、个别指导”更成为中医教育的一种独特传授模式。1952 年，陆瘦燕等进入上海市公费医疗第五门诊部（现上海中医药大学附属岳阳中西医结合医院）工作。1953 年，他被聘为第二军医大学（现中国人民解放军海军军医大学）中医顾问。1958 年春，为更好地传承和发展针灸医学，培养针灸事业的接班人，陆瘦燕毅然放弃收入丰厚的私人门诊，接受上海中医学院的聘请，担任针灸教研室主任，并着手筹建针灸系。1960 年，全国首个针灸系在上海中医学院正式成立，陆瘦燕被任命为系主任，随后又兼任上海中医学院附属龙华医院针灸科主任、上海市针灸研究所所长，集医疗、教学、科研于一身。同年，朱汝功也结束了私人门诊，接受上海中医学院附属龙华医院的聘请，担任针灸科副主任。

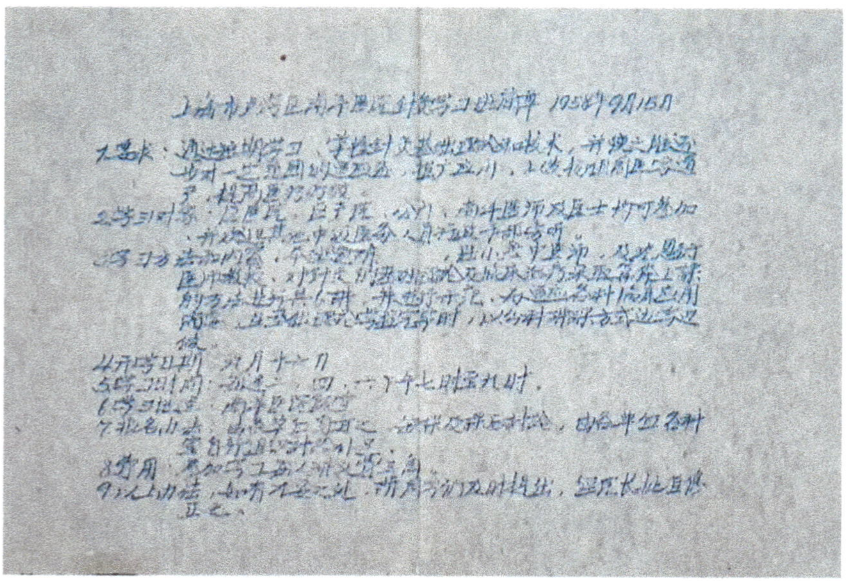

1 ·《陆瘦燕、朱汝功针灸学习班简章》

2 · 陆瘦燕、朱汝功针灸学习班赴昆山游览留念（前排左侧坐地者为陆瘦燕，第三排左起第五位为朱汝功）

3 · 陆瘦燕在上海中医学院为学生授课

4 · 上海中医学院针灸教研室与南京中医学院针灸教研室部分教师在南京交流座谈（前排左三为陆瘦燕、右二为黄羡明，后排右二为奚永江、左三为李鼎）

5 · 陆瘦燕曾任上海市针灸研究所所长

6 · 陆瘦燕、朱汝功临床带教

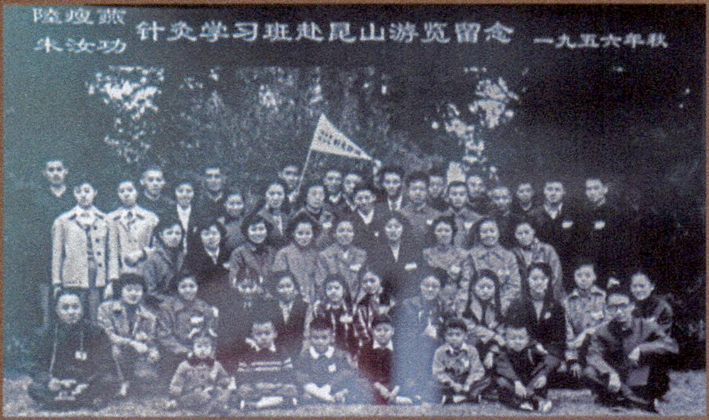
陆瘦燕
朱汝功
针灸学习班赴昆山游览留念
一九五六年秋

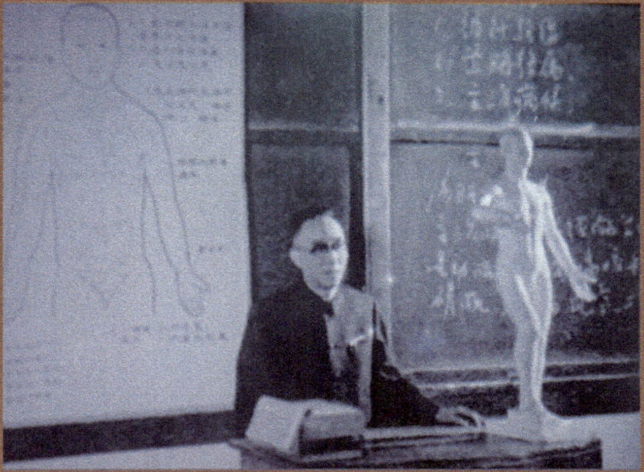

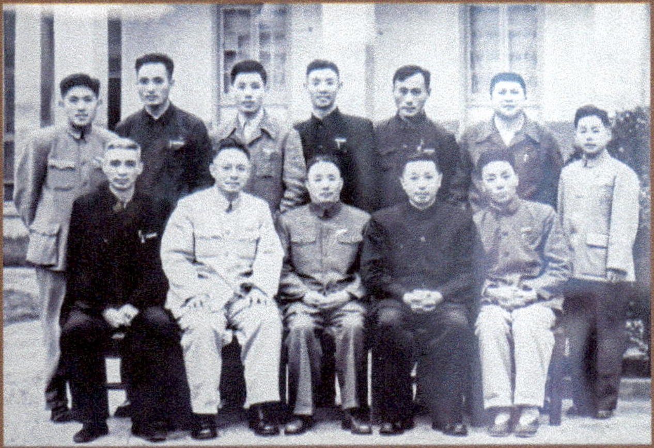

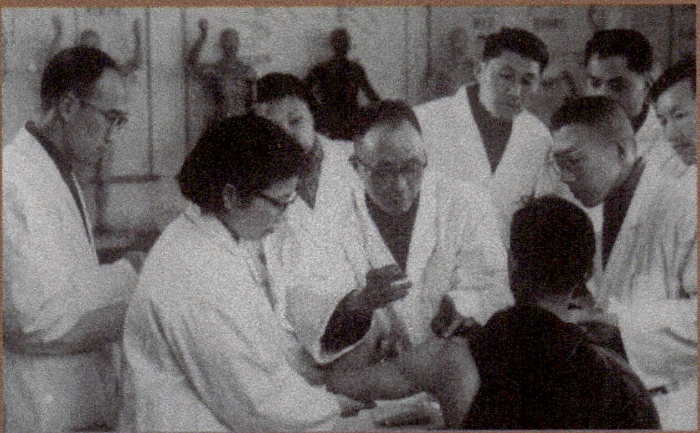

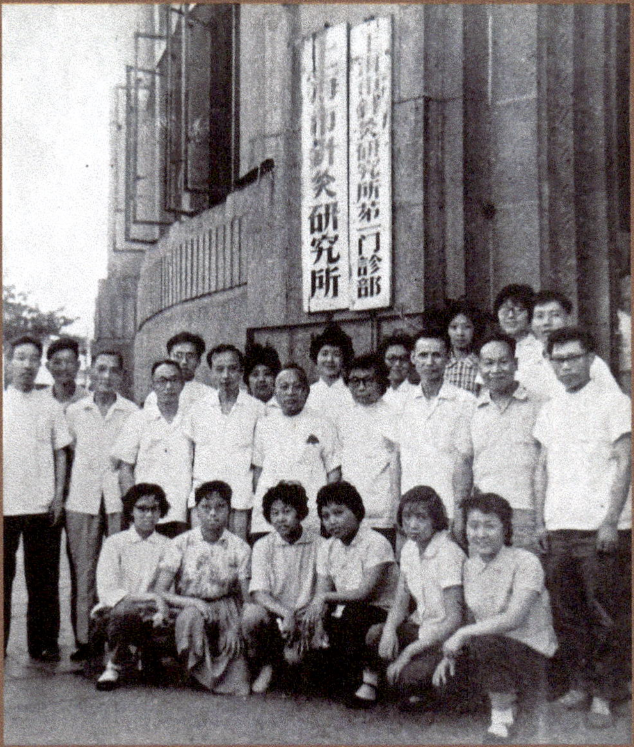
针灸研究所
所第一门診部

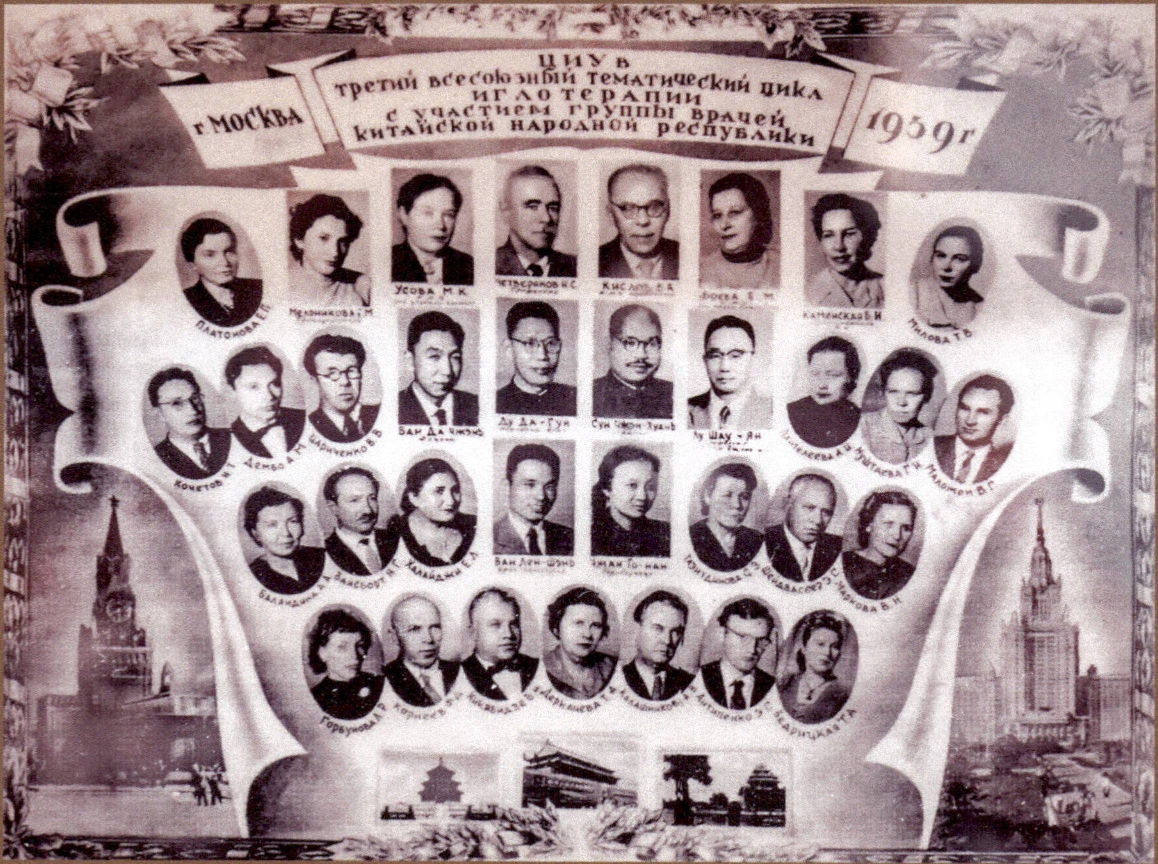
ЦИУВ
третий всесоюзный тематический цикл
иглотерапии
с участием группы врачей
китайской народной республики
г. МОСКВА
1959г

20 世纪 50 年代末，陆瘦燕作为新中国成立后首位医学代表团成员出访苏联。他与上海教学模型厂合作研发的经络腧穴电动玻璃模型，于 1964 年荣获全国工业产品二等奖。同年，他主持设计的我国首套脉象模型亦获得全国工业产品三等奖。此外，陆瘦燕还被任命为国家科学技术委员会委员及全国政协特邀委员等职务。然而，就是这样一位德才兼备的针灸大师，却不幸在 1969 年 4 月 27 日辞世，享年仅 60 岁。

1 · 陆瘦燕出访苏联

2 · 陆瘦燕研发的经络腧穴人体模型

3 · 陆瘦燕主持设计的脉象仪

1 | 2 | 3

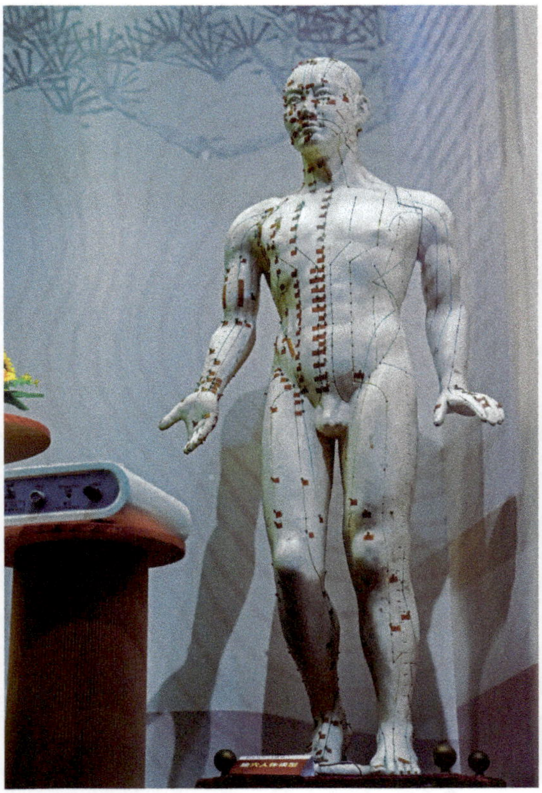

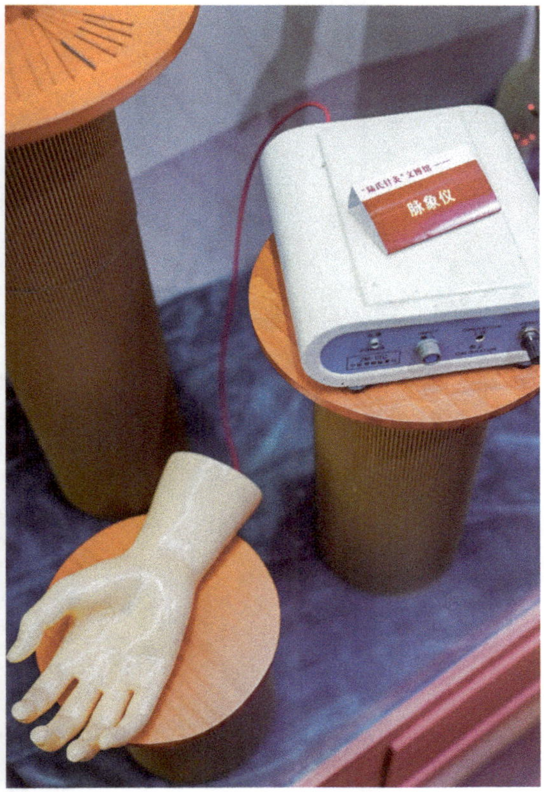

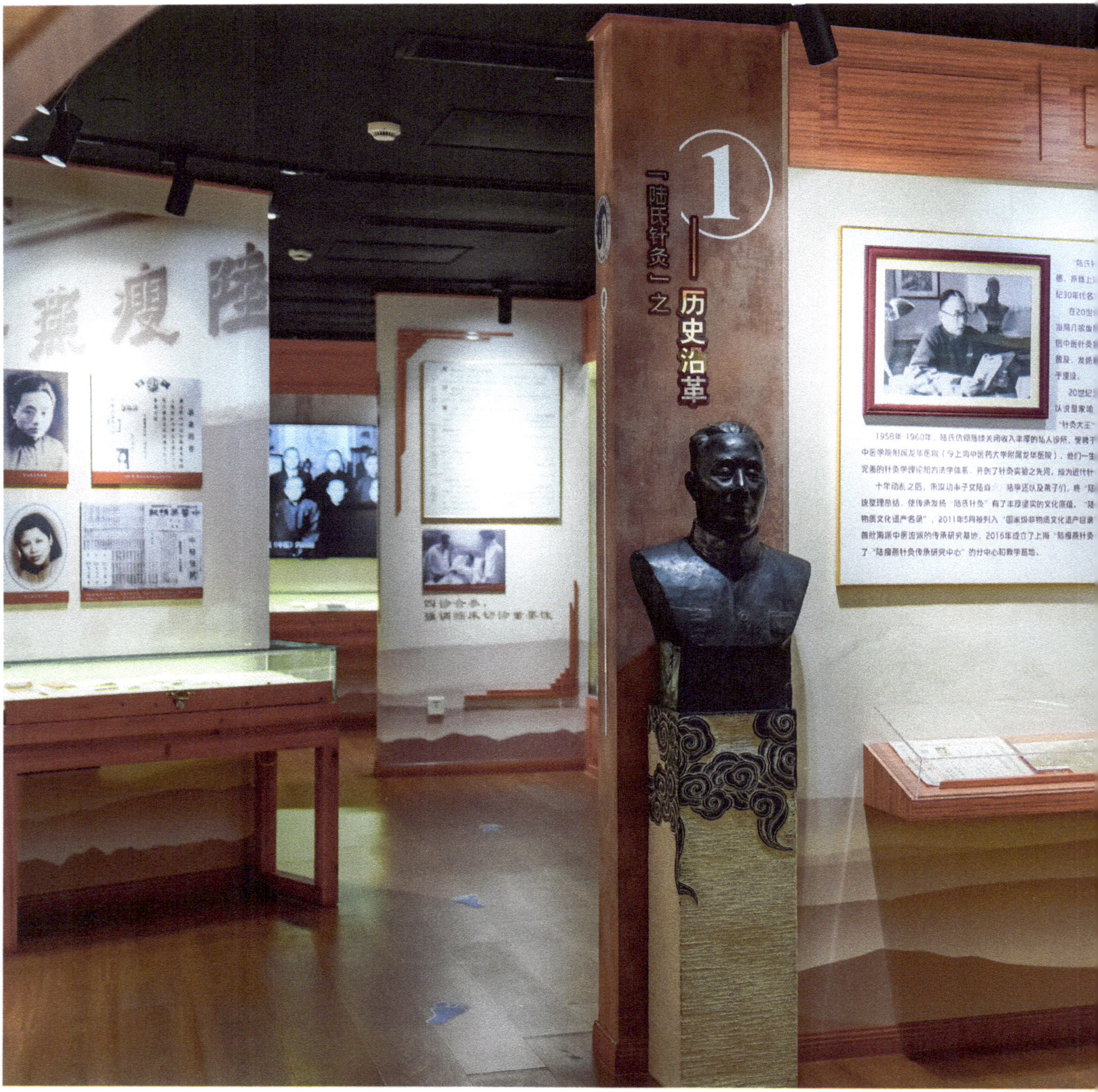

1
"陆氏针灸"之
历史沿革

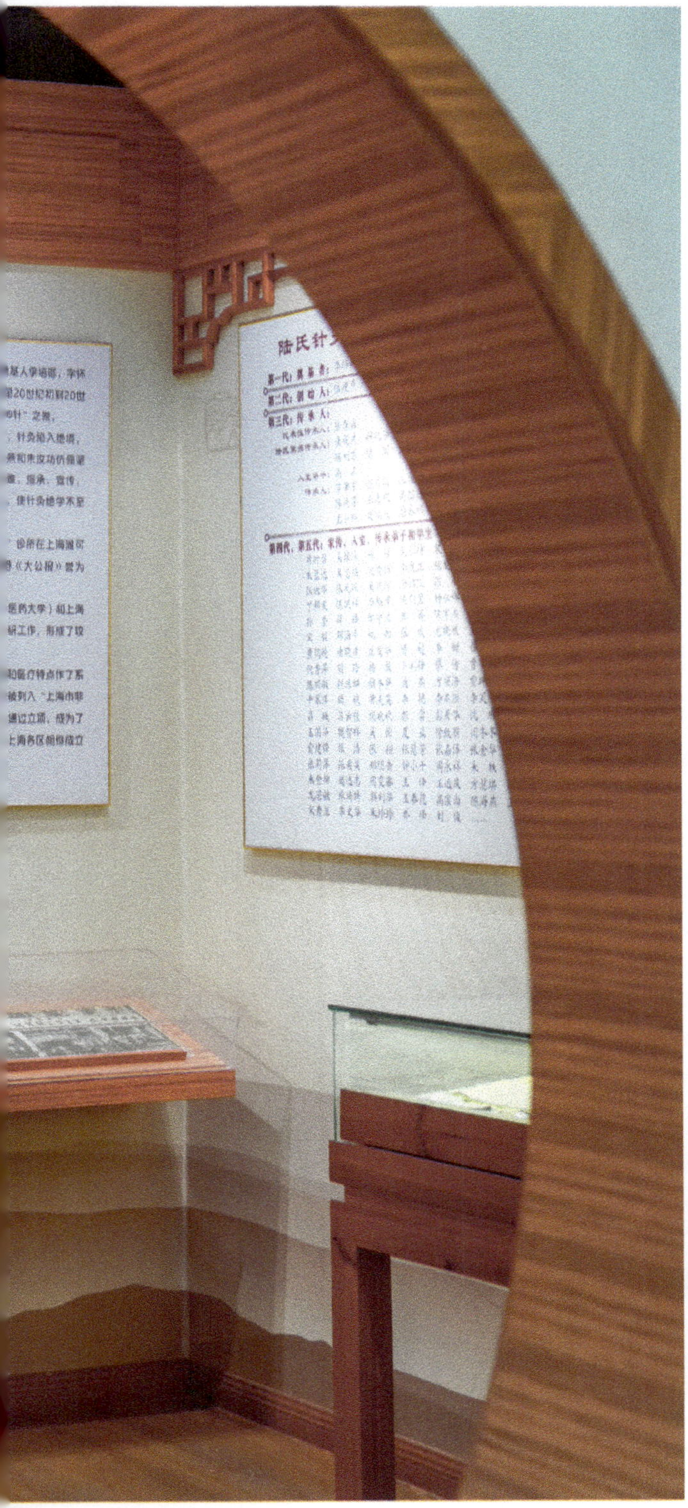

朱汝功担任上海市针灸经络研究所室主任、上海市针灸学会副主任委员，并兼任《上海中医药杂志》及《上海针灸杂志》编委等职务。她始终如一，勤勉敬业，积极开展以针灸为主、辅以中药治疗食管癌、胃癌的临床及免疫指标观察的课题研究。与此同时，她带领子女及门下弟子，怀揣高度责任心和对亲人的深切缅怀之情，系统整理总结了“陆氏针灸”流派的理论体系和医疗特色，为后学者留下了详尽的文字资料，为“陆氏针灸”的传承与发扬奠定了坚实而丰厚的文化基础。

1 | 2

1 · 2 · “陆氏针灸”文博馆之历史沿革展厅

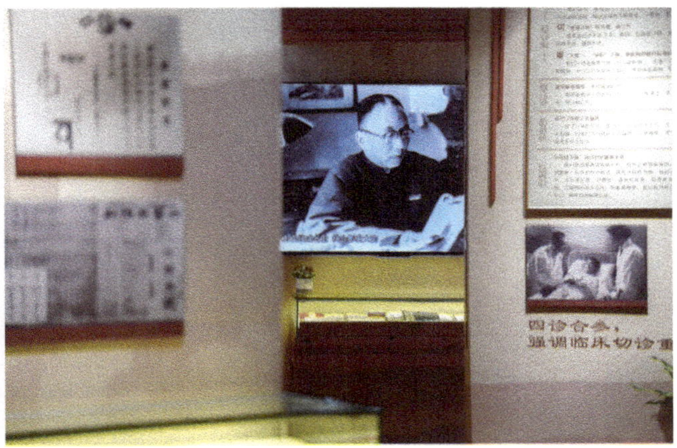

1 | 2 / 3

1 · 陆瘦燕和朱汝功的相关针灸学术经验集及部分教材

2 · 3 · 陆瘦燕所著《针灸正宗》

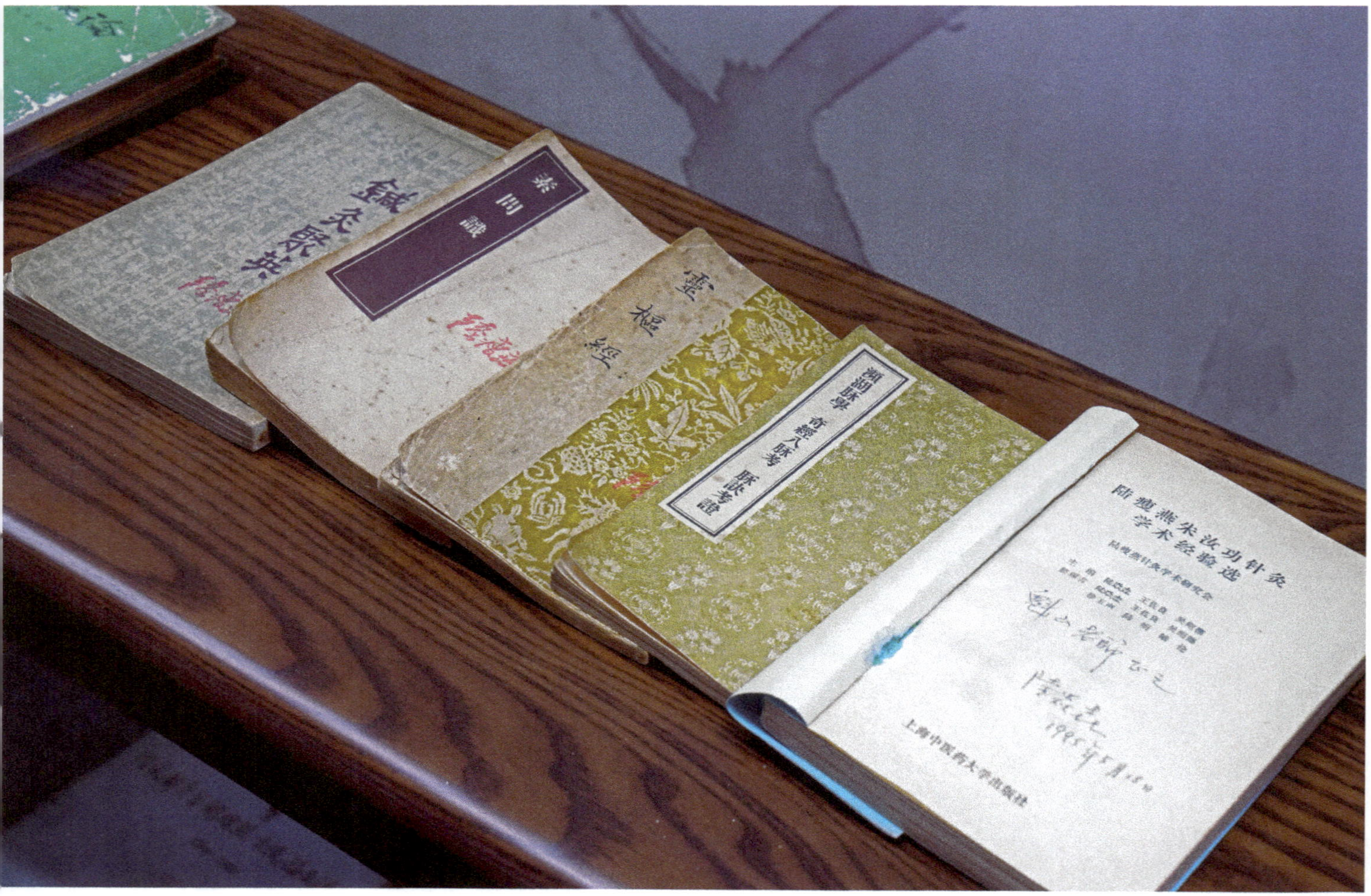

二十世纪八九十年代，朱汝功主持编纂了《陆瘦燕针灸论著医案选》《针灸腧穴图谱》(修订本)、《陆瘦燕朱汝功针灸学术经验选》《针灸名家陆瘦燕学术经验集》等多部专著。1981年冬季，退休后的朱汝功独自前往美国，她怀揣着让世界认识中医学的愿景，致力于将古老的针灸医学推向国际舞台，造福更多人群。为此，她在美国多次为针灸学习班的学员授课，并受邀在世界针灸学术交流会上发表演讲及进行手法示范，系统介绍"陆氏针灸"流派的学术思想和临床特色，旨在提升针灸临床技术水平，强化治疗效果。她精湛的医术奇迹般地治愈了许多当地医院难以解决的患者，声望日增，使中国针灸医学在美国获得了更广泛的认可与接纳，求诊者络绎不绝。朱汝功也因此荣任美国针灸学会副理事长。

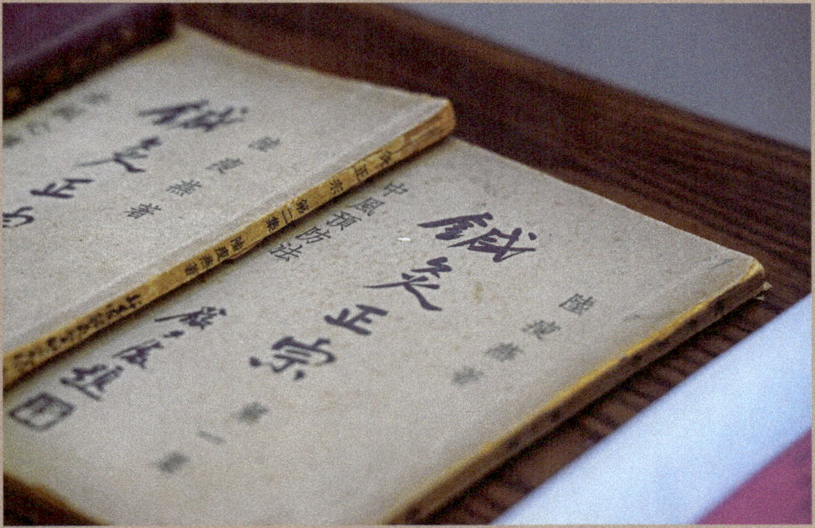

2008年，已届96岁高龄的朱汝功，精心编写了陆瘦燕早年著作的《针灸正宗》第一集和第二集，并将其定名为《陆瘦燕金针实验录》；2009年，在她的主导下，又相继推出了《陆瘦燕朱汝功针灸带教录》及《陆瘦燕朱汝功针灸医案选》。

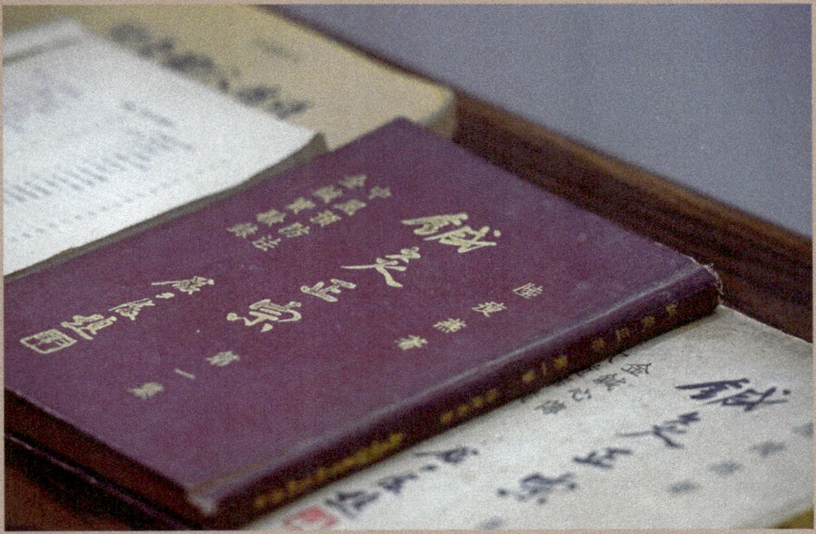

2009 年 6 月，“陆氏针灸疗法”荣登上海市非物质文化遗产名录；2011 年 5 月，再获殊荣，被列入国家级非物质文化遗产名录。2012 年 6 月 28 日，上海市卫生局（现上海市卫生健康委员会）与上海市中医药发展办公室（现上海市中医药管理局）联合发布沪卫中医〔35〕号文件，正式公布海派中医流派传承基地建设名单，其中“陆氏针灸”赫然在列，成为首批 15 个海派中医流派传承研究基地之一。

朱汝功在针灸临床、教学、科研一线辛勤耕耘了整整 60 年。在投身国家医院工作的 20 年间，她不仅在医疗和教学领域孜孜不倦，还与陆瘦燕携手，在针刺手法的物质基础及原理机制研究领域取得了丰硕成果。他们将传统针刺技艺与现代实验方法巧妙融合，开创了针灸实验的先河，为日后《针灸实验学》的编纂奠定了坚实的理论与实践基础。尽管朱汝功历经了人生的大起大落，却始终坚韧不拔，以乐观的态度面对生活。她怀着对针灸学术传承的殷切期望，慷慨向上海中医药大学捐赠 10 万元人民币，设立“朱汝功奖学金”，旨在嘉奖那些勤奋刻苦、品学兼优，且家境贫寒的针灸专业学子。

2017 年 10 月 5 日，朱汝功因病治疗无效，在上海中医药大学附属龙华医院辞世，享年 104 岁。

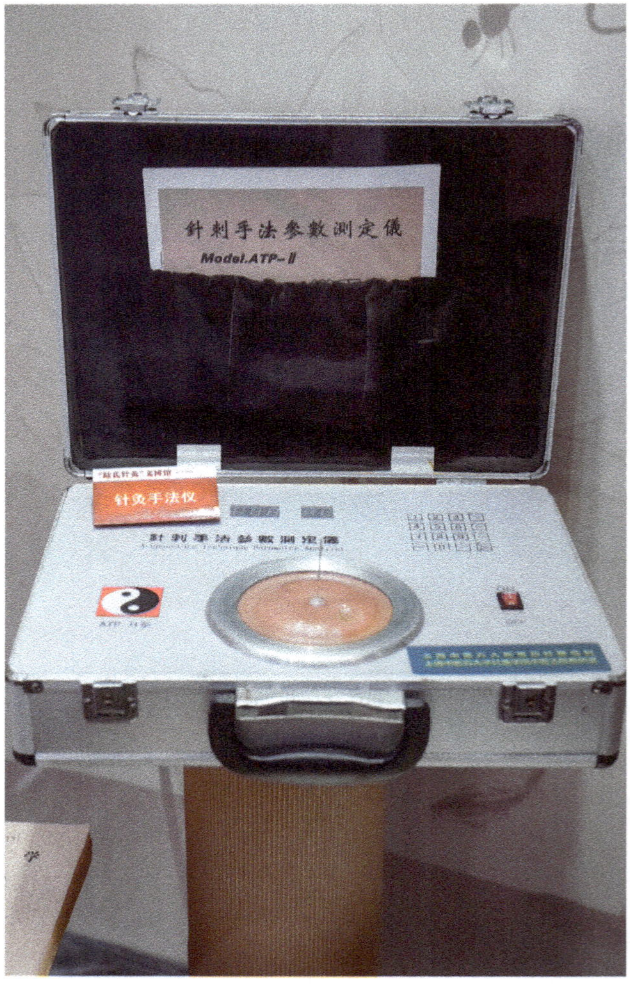

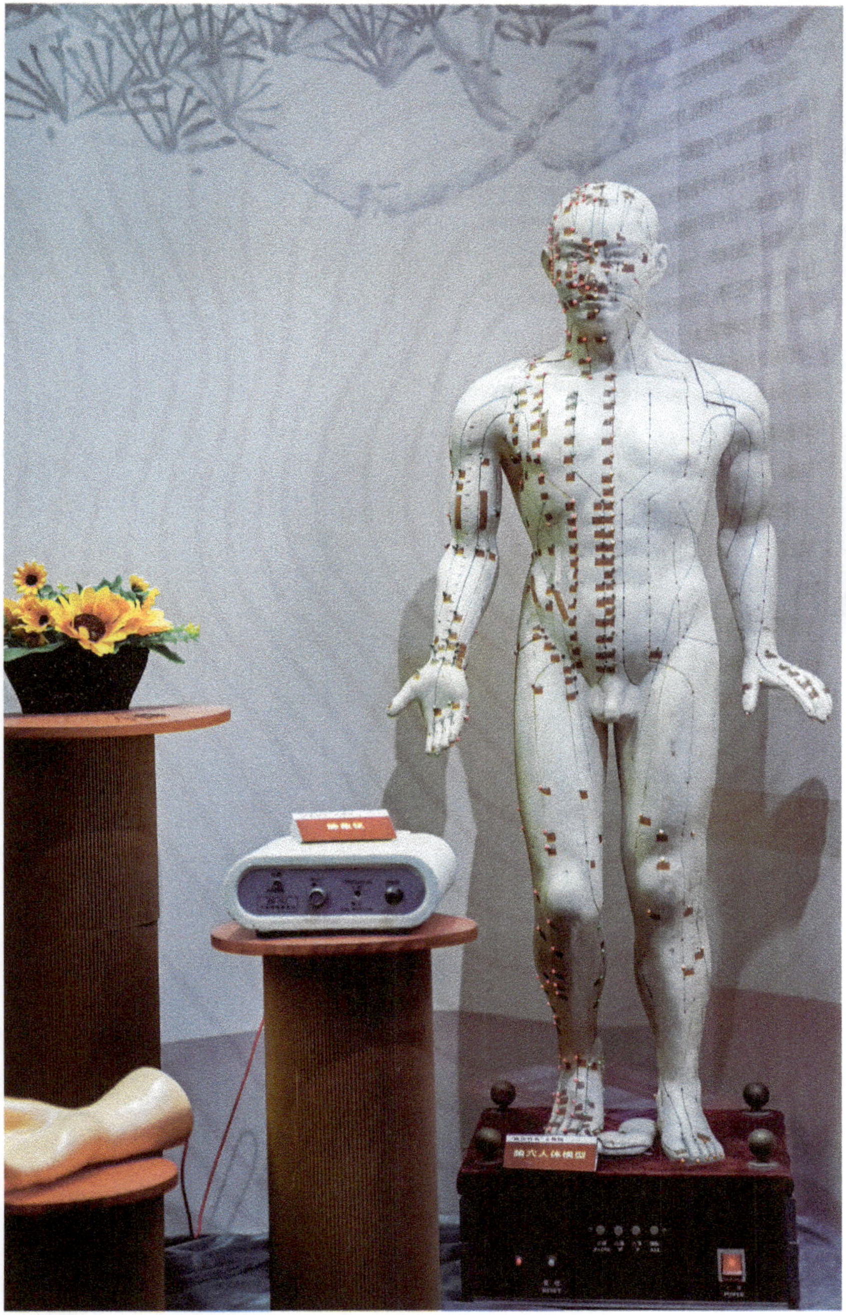

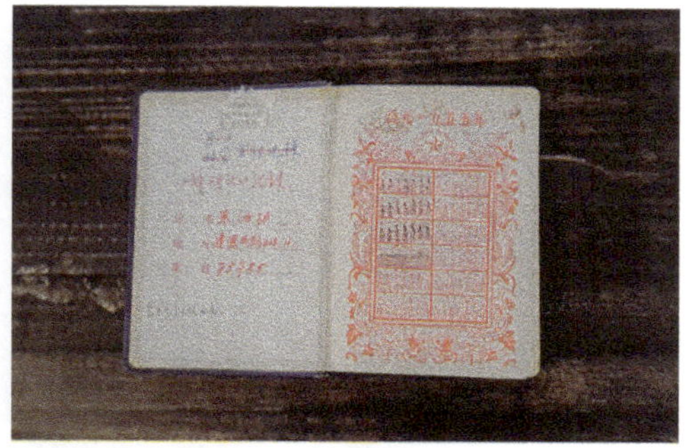

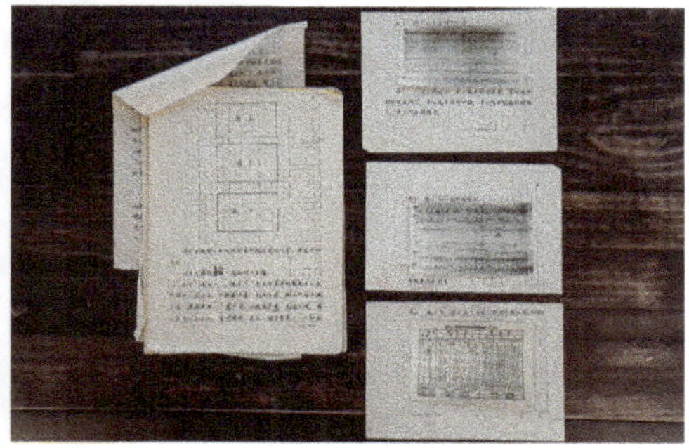

1 | 2 | 3 / 4

1 · 针灸手法仪

2 · 脉象仪、腧穴人体模型

3 · 朱汝功科研活动记录本

4 · 针刺手法实验记录

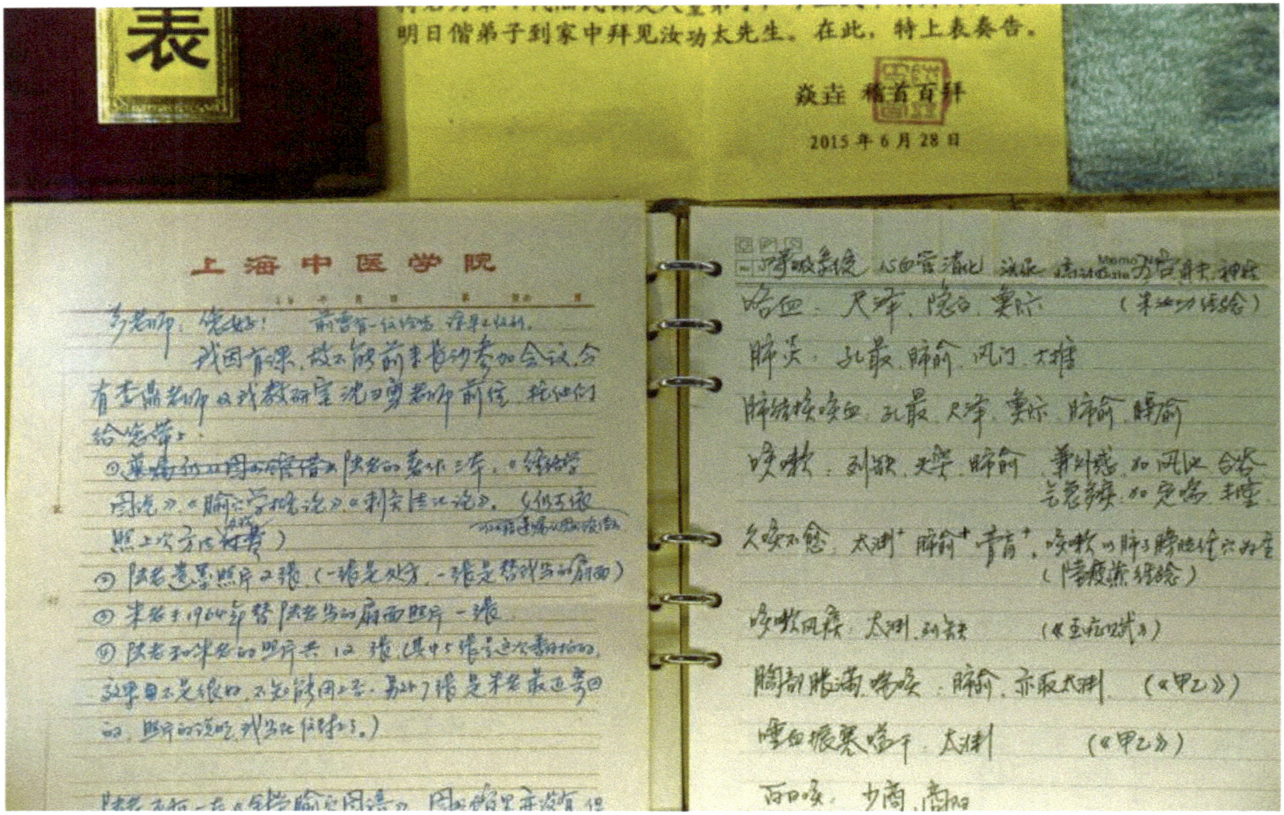

陆焱垚曾在阿曼苏丹国马斯喀特中医中心、德国不来梅红十字会中医研究所任中医师，她继承父母精湛的医术，致力于中医针灸教学与临床研究 40 余年，学验俱丰。主要著作有《陆瘦燕朱汝功针灸学术经验选》《针灸名家陆瘦燕学术经验集》《陆瘦燕朱汝功针灸医案选》及《陆瘦燕朱汝功针灸集成》等。2012 年，陆焱垚担任中医流派“陆氏针灸”传承基地负责人；被上海市文化广播影视管理局任命为非物质文化遗产“陆氏针灸疗法”代表性传承人；又在内蒙古自治区呼伦贝尔市成立了“陆氏中医针灸海拉尔传承中心”，并担任上海中医药大学附属龙华医院“陆瘦燕名老中医工作室”负责人。2015 年，接纳上海交通大学医学院附属第六人民医院针推伤科主任吴耀持为关门入室弟子。2016 年，发起成立“陆瘦燕针灸传承研究中心”并在上海嘉定陆瘦燕出生地主持召开了规模盛大的“陆氏针灸”故乡行暨“陆氏针灸”学术思想与临证经验研讨会。

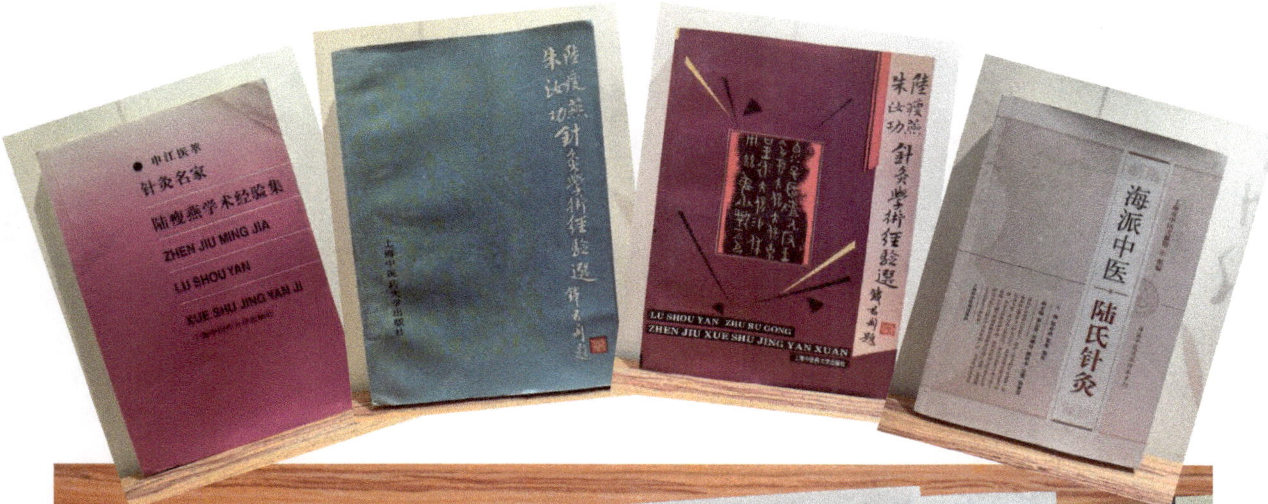

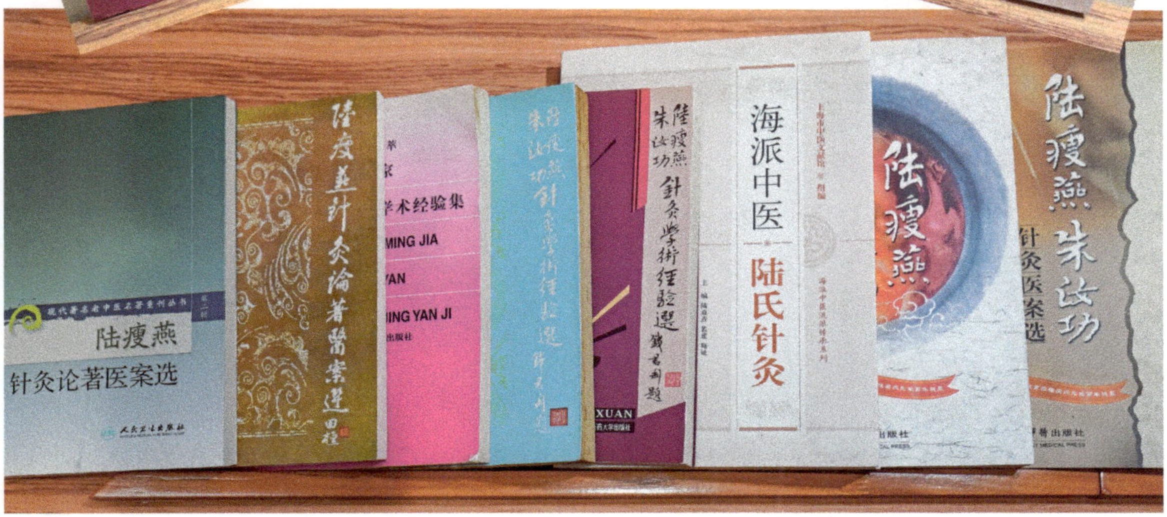

1 | 2

1 · 陆焱垚手稿

2 · 陆焱垚主编及整理的“陆氏针灸”系列专著

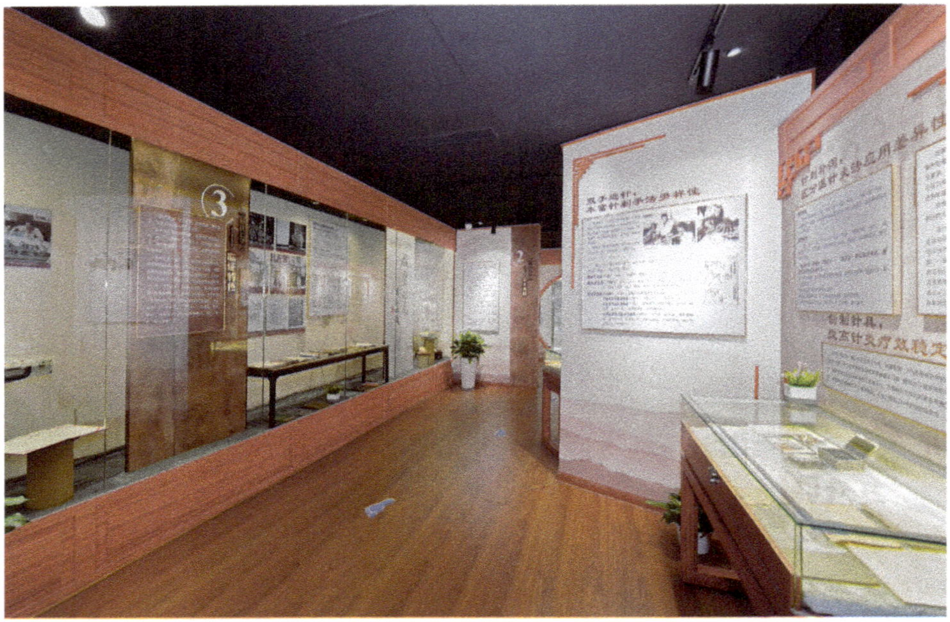

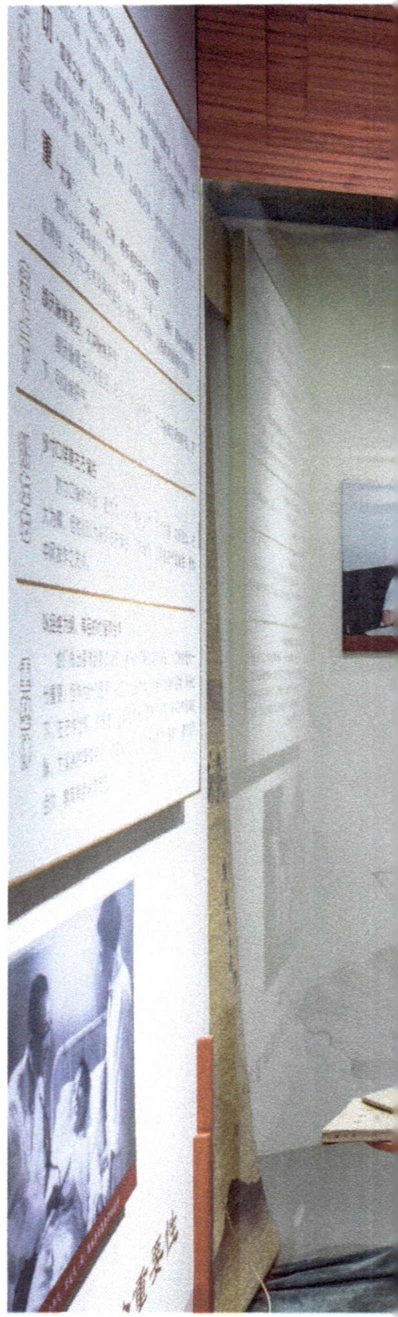

临证特色篇

历经百年锤炼的"陆氏针灸疗法"，其临床特色主要表现在以下几个方面：一是重视切脉在临床实践中的运用；二是注重对皮部和经脉穴位的触诊；三是深入探究针刺手法；四是强调双手进针法，并提炼出 5 种基本手法、16 种辅助手法及 18 种复式手法；五是强调补泻手法，是贯穿针灸过程、实现调和阴阳与疏调营卫不可或缺的重要手段；六是推崇温针与灸法；七是持续探索针具改良，且偏爱使用毫针。

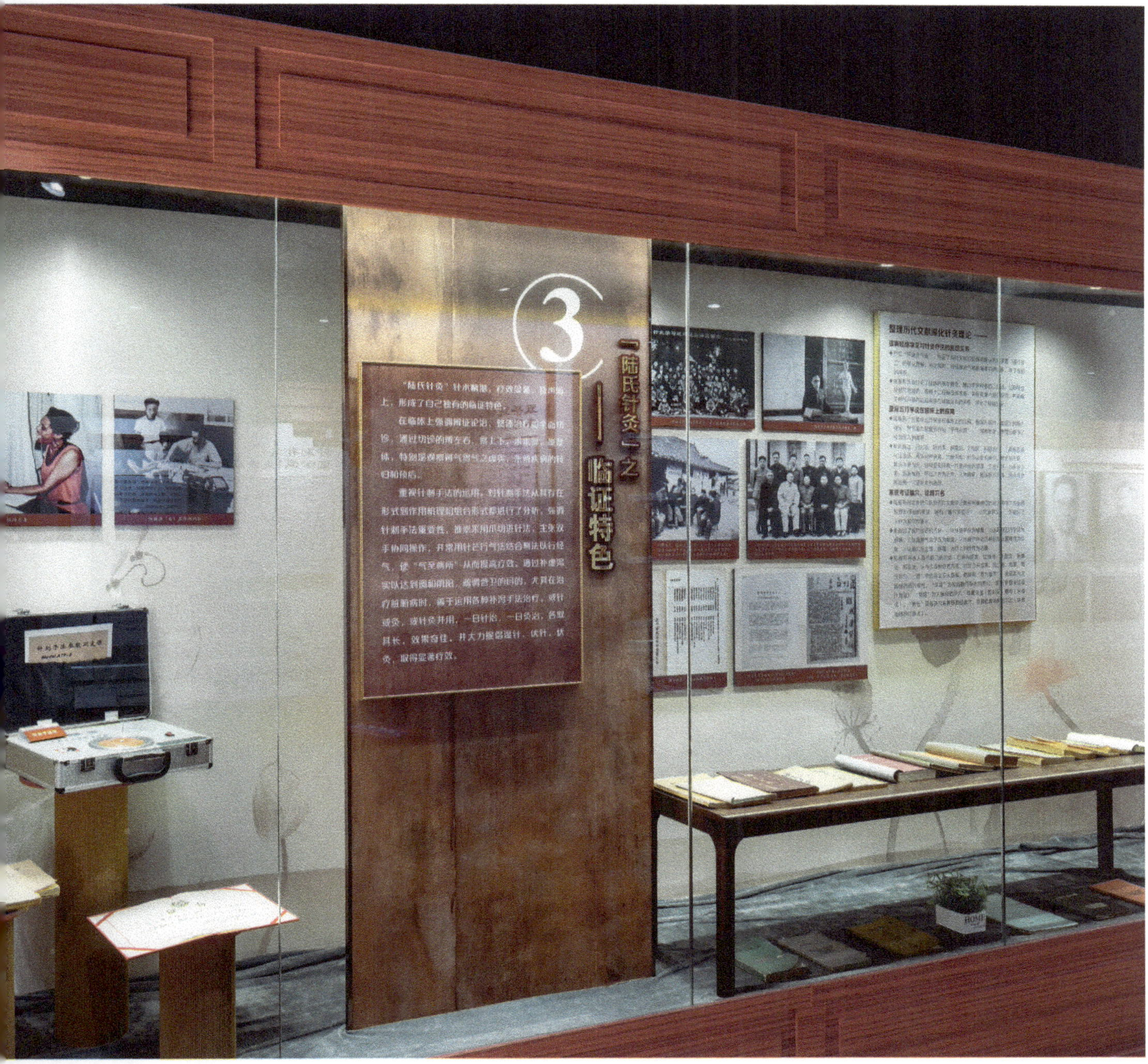
3
"陆氏针灸"之
临证特色

一是重视切脉在临床实践中的应用

“陆氏针灸”认为，切诊不仅是中医辨证论治的核心内容之一，更是临床确定针刺补泻、深浅及针灸宜忌的关键依据。陆氏进一步强调，在切诊方面，尽管寸口脉至关重要，但针灸医师还应以经络为纲，全面遍察全身，综合考量上下左右，实现全方位切诊。其理由如下：①切脉探本源。通过切脉可感知“肾间动气”，从而判断元气的强弱；切“虚里之脉”，能诊断胃、宗二气的虚实状况；切“太溪”“冲阳”之脉，则可明确疾病的转归与预后。②切脉察上下。通过切颔厌脉（位于上部）和太冲脉（位于下部），可分别候清空与肝气。前者通过补涌泉穴引导气血下行，泻行间穴平肝熄风，补太溪穴滋水涵木；后者则灸百会以升提阳气，配合太白、足三里、太溪等穴健脾益肾。③切脉辨左右。脉象左右偏胜往往是疾病的先兆，因此通过寸口脉诊，细致观察左右偏胜，可准确判断疾病所属脏腑，并及时对症处理。④切脉重整体。以经络为纲，有针对性地遍察全身，通过全面切诊和整体辨证，方能准确把握疾病的转归与预后，并制定出针对性的治疗方案。

二是重视对皮部和经脉穴位的触诊

经络系统中包含十二皮部的概念，即“凡十二经脉者，皮之部也”。因此，若皮部遭受外邪侵袭，与其相关的经络和脏腑便会出现相应的病变。陆氏在临床实践中，也将这一关系视为辨证论治的关键依据。他们通常通过触诊皮肤的寒热、润燥及患者的感受度，来制定相应的治疗方案。此外，通过对经脉以及背俞穴、督穴、募穴、原穴、合穴等特定腧穴的切按，判别疾病所属的归经及其与相关脏腑的关联，尤其需考虑经脉的交叉、交会及经别的离合出入等因素，从而确保对疾病的诊断、转归与预后的准确判断。

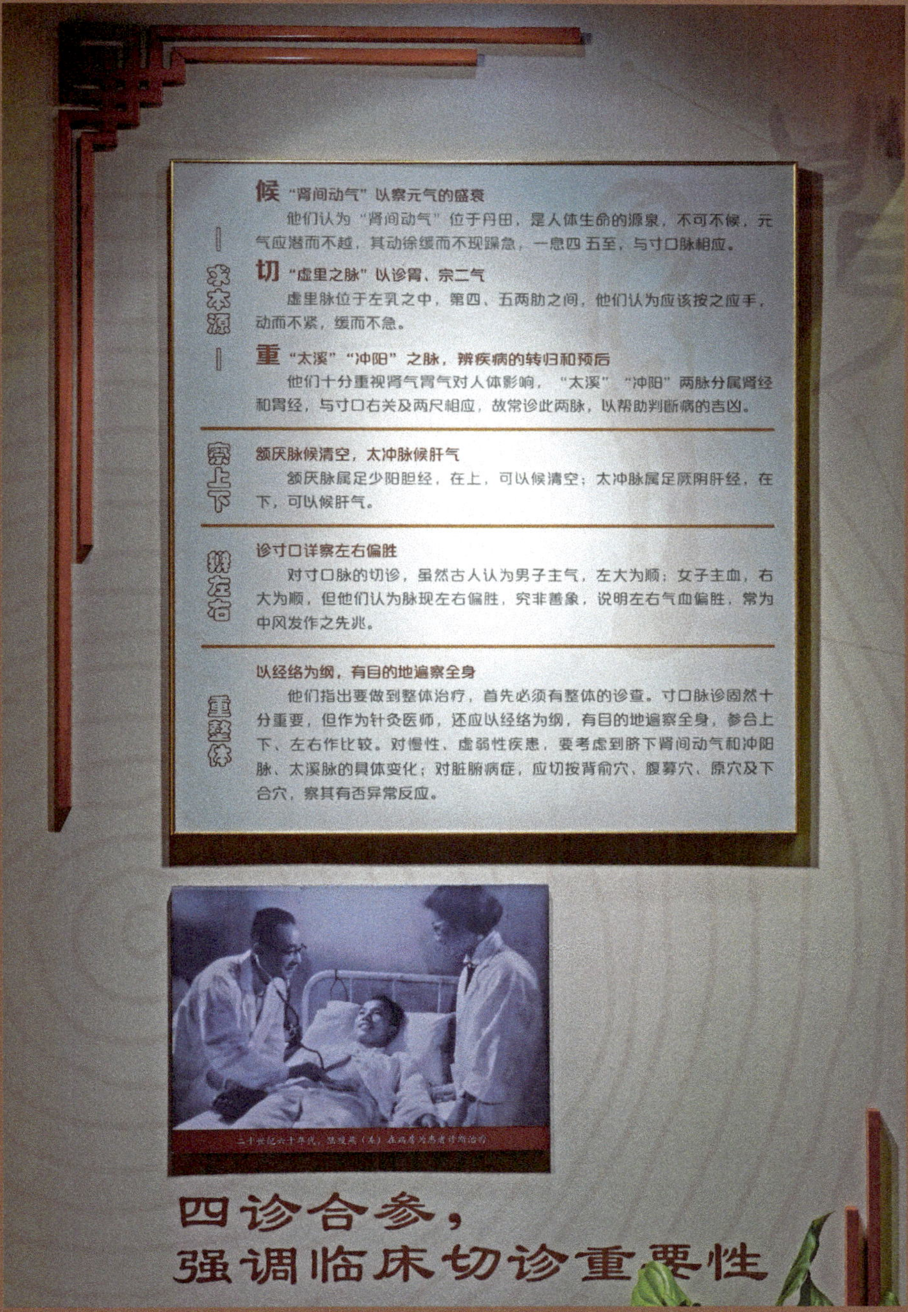

「陆氏针灸」强调四诊合参，重视切诊

三是深入探究针刺手法

针灸疗效的取得，针刺手法往往扮演着至关重要的角色。“陆氏针灸”系统地将针刺手法从其存在形式、作用机制到组合方式进行分析归类，细分为基本手法、辅助手法与复式手法三大类。其中，基本手法包括 5 种：进退针、提插针、捻转针、针向和留针。辅助手法涵盖 16 种：抓法、切法、循法、摄法、扣法、按法、弹法、刮法、进法、退法、动法、摇法、搓法、盘法、飞法和弩法。复式手法则分为 18 种，并根据其组合关系进一步划分为三大类：一是补法或泻法单纯组合的针法，如“烧山火”“透天凉”2 种；二是补法或泻法交错组合的针法，包括阳中隐阴、阴中隐阳、流气法、提气法、龙虎交战法、饿马摇铃法及子午捣臼法 7 种；三是补泻法和行气法相互组合的针法，涵盖运气法、纳气法、青龙摆尾法、白虎摇头法、苍龟探穴法、赤凤迎源法、龙虎升降法、通关交经法及关节交经法 9 种。

1 “陆氏针灸”对针刺手法的整理与提炼

2 陆瘦燕针刺手法教学备课笔记之“烧山火”“透天凉”

3 陆瘦燕针刺手法教学备课笔记之“龙虎交战法”

4 陆瘦燕针刺手法教学备课笔记之“运气法”“赤凤迎源”

1	2
	3
	4

“陆氏针灸”对于手法的研究，极大丰富了各类手法的内容与临床应用，至今无人超越。“陆氏针灸”提出：

基本手法有（5种）：进退针、提插针、捻转针、针向和留针。

辅助手法有（16种）：抓法、切法、循法、摄法、扣法、按法、弹法、刮法、进法、退法、动法、摇法、搓法、盘法、飞法、弩法。

复式手法有（18种）：根据它们的组合关系可以分为三大类。

补法或泻法单纯组合（2种）：“烧山火”“透天凉”。

补法或泻法交错组合（7种）：阳中隐阴、阴中隐阳、流气法、提气法、龙虎交战法、饿马摇铃法、子午捣臼法。

补泻法和行气法相互组合（9种）：运气法、纳气法、青龙摆尾法、白虎摇头法、苍龟探穴法、赤凤迎源法、龙虎升降法、通关交经法、关节交经法。

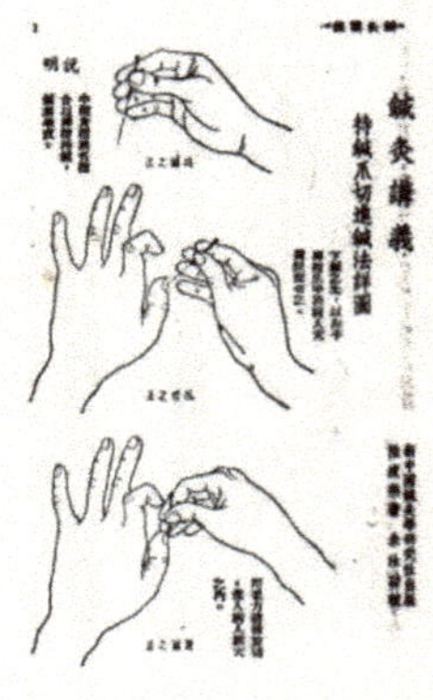

1950 年陆氏在《针灸讲义》中的持针爪切进针法详图

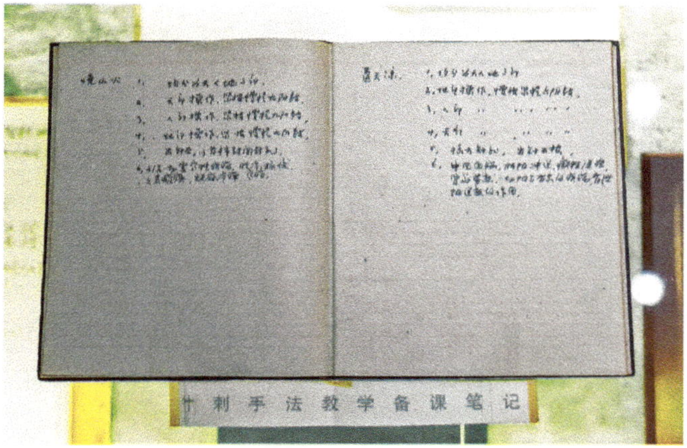
刺手法教学备课笔记

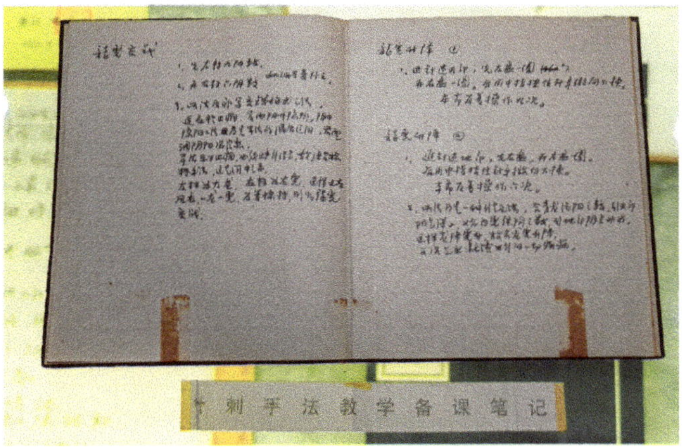
刺手法教学备课笔记

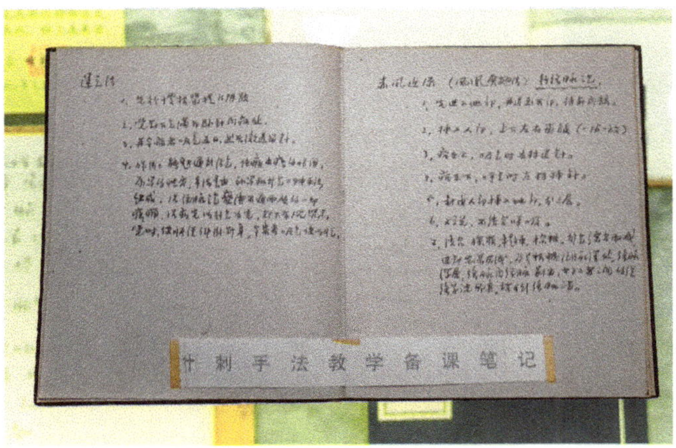
刺手法教学备课笔记

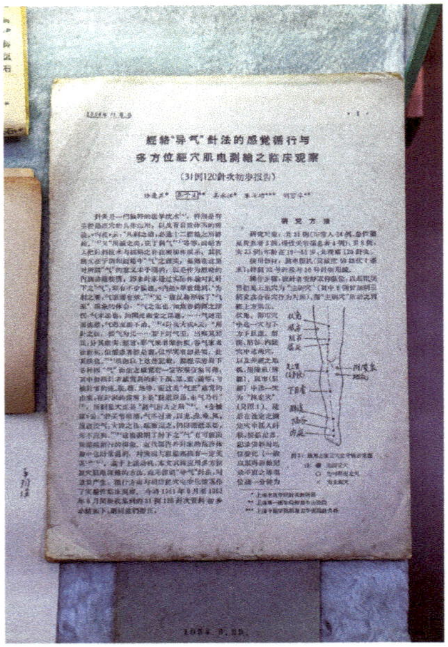

經絡"导气"針法的感覺循行与
多方位經穴肌电测绘之临床观察
（31例120針次初步报告）

四是强调双手进针与针芒行气法

双手进针法是“陆氏针灸”流派的最显著特点之一，所谓“知其针者信其左”。在陆氏理念中，双手进针，尤其是采用爪切法，不仅仅是左右手的协同操作，更旨在突出左手切按穴位的关键作用，以及双手进针法的多重优势，如减少甚至消除疼痛、精准取穴避免偏差、宣散血气、避开血管或器官，以及便于实施各类针刺手法等。通过得气，针刺手法能使“气至病所”，从而提升疗效，而行针手法在此过程中尤为重要。“陆氏针灸”擅长将针芒行气法与弩法相结合以调控经气。针芒，即针刺方向。通过调整针向来控制经气传导路径：欲气上行，针芒向上刺；欲气下行，针芒则向下刺。弩法则是辅助行气的一种手法。《针灸问对》载：“待气至，如欲上行，将大指、次指捻住针头，不得转动，却用中指将针腰轻轻按之，四五息久，如拨弩机之状。”即在得气基础上，用大指、次指固定针头，中指轻按针腰，若需针感向上传导，弩按方向应位于针下方；若需针感向下，弩按则应在上方。

1 | 3
2 |

1 · 陆瘦燕发表有关经络“导气”针法的论文
2 · “陆氏针灸”重视爪切进针法
3 · “陆氏针灸”文博馆之临证特色展厅

重视爪切，主张双手协同操作，十分重视左手切按穴位的作用。认为有如下优点：减少疼痛或不疼痛、正确取穴、不致偏离、宣散血气、避开血管或器官、便于施行各种针刺手法。

临床上，陆瘦燕常用针芒行气法结合弩法以行经气，使“气至病所”，提高疗效。

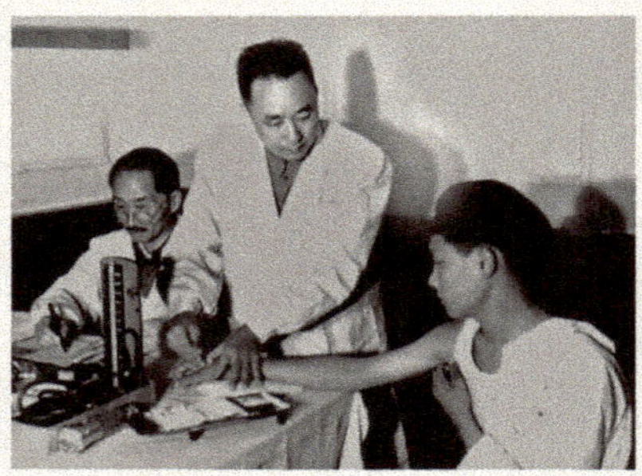

20世纪50年代，陆瘦燕在上海市第五门诊部为患者治疗。

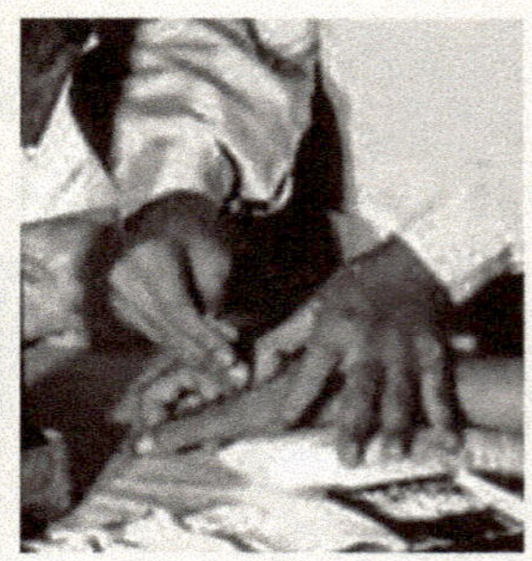

爪切进针法，是陆瘦燕提倡的进针方法。

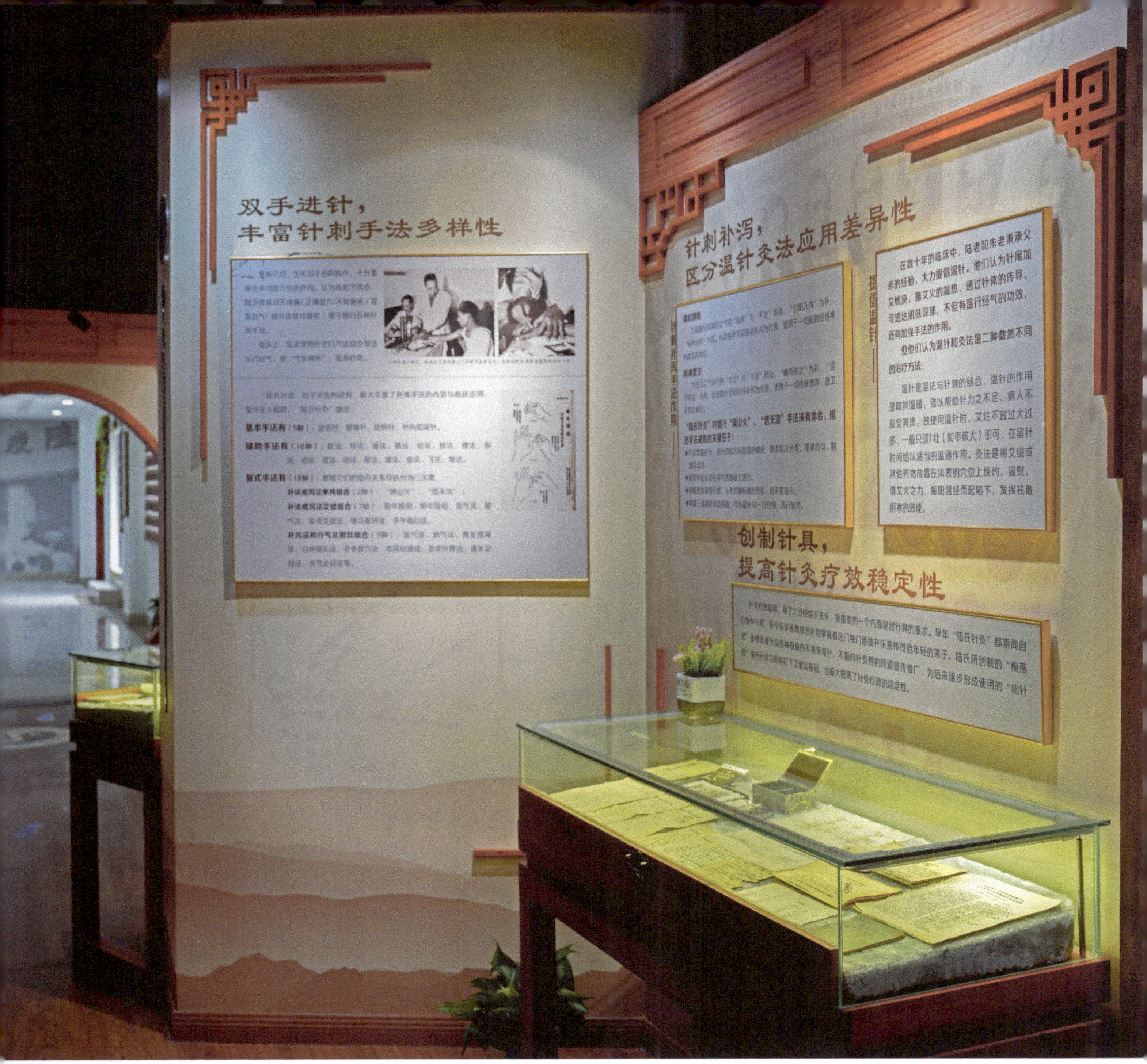
双手进针，
丰富针刺手法多样性
针刺补泻，
区分温针灸法应用差异性
在数十年的临床中，陆老和朱老秉承父
亲的经验，大力提倡温针。他们认为针尾加
艾燃烧，藉艾火的温热，通过针体的传导，
可透达肌肤深部，不但有温行经气的功效，
还有加强手法的作用。
但他们认为温针和灸法是二种截然不同
的治疗方法：
温针是温法与针刺的结合，温针的作用
是取其温暖，借以帮助针力之不足，病人不
应觉其烫，故使用温针时，艾炷不宜过大过
多，一般只须1壮（如枣核大）即可，在留针
时间给以适当的温通作用。灸法是将艾绒或
其他药物放置在体表的穴位上烧灼、温熨，
借艾火之力，振阳温经而起陷下，发挥祛散
阴寒的效能。
创制针具，
提高针灸疗效稳定性

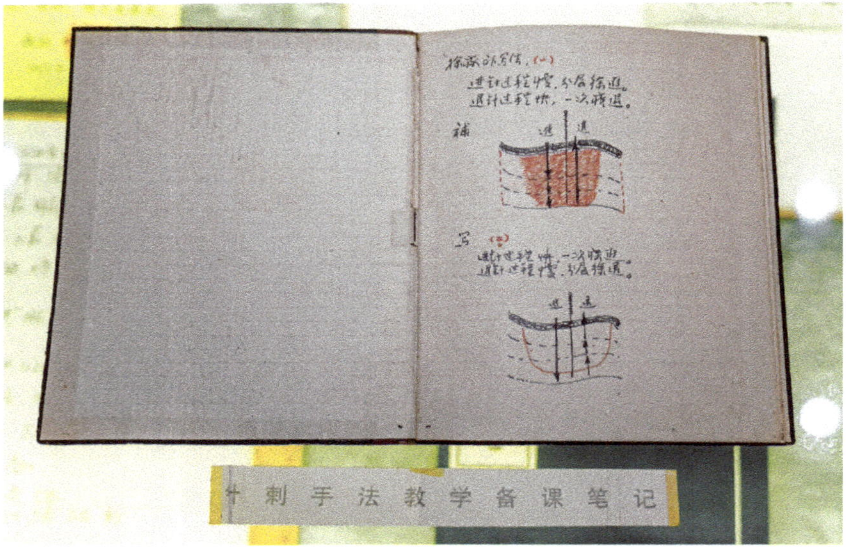

1 · 陆瘦燕针刺手法教学备课笔记之“徐疾补泻法”

2 · 3 · “陆氏针灸”善用温针与灸法

五是强调补泻手法是贯穿针灸达到调和阴阳与疏调营卫不可或缺的重要手段

通过补虚泻实以调和阴阳，旨在调节脏腑经络阴阳之气的“有余”与“不足”，“引阳入内”为补，“导阴出外”为泻。以徐疾补泻和提插补泻为代表，适用于一切脏腑经络寒热虚实之病证。通过补虚泻实以疏调营卫，旨在调和营卫之气运行的“太过”与“不及”，“随而济之”为补，“迎而夺之”为泻。以迎随补泻和捻转补泻为代表，适用于一切经脉壅滞与营卫不和之病证。陆瘦燕和朱汝功是迄今为止施行“烧山火”与“透天凉”针法最为成功和最有成效的针灸临床家，他们认为，做好这些针法的关键在于：①切实掌握进针、退针的层次和提插的幅度，要求层次分明，提插均匀，刺激量适度。②补泻手法必须在得气的基础上进行。③须嘱患者留意针感，以免忽略轻微的感应，但不要暗示。④若三度施术未达目的，可留针 10~15 分钟，再行施术。根据他们的临证经验，热感与凉感的出现往往与得气密切相关。热感多在酸胀感的基础上产生，凉感则常源于沉重感的深化。凉热感出现的部位因人而异，有的先在施术部位开始，逐步扩散，有的则先出现在肢端，甚至对侧。

六是崇尚温针与灸法

在数十年的临床实践中，陆瘦燕和朱汝功继承父辈的宝贵经验，积极倡导并广泛应用温针疗法。他们主张，通过在针尾加艾燃烧，借助艾火的温热，经由针体传导，能够深入肌肤底层，不仅具有温行经气的显著功效，还能强化手法治疗的效用。然而，他们明确指出，温针与灸法是两种截然不同的治疗手段。温针融合了温法与针刺，其核心在于利用温暖辅助针力之不足，患者不应感到烫热，因此在使用温针时，艾炷不宜过大或过多，通常仅需 1 壮（如枣核大小）即可，在留针期间适度发挥温通作用。相较之下，灸法则是将艾绒或其他药物置于体表穴位上进行烧灼温熨，借助艾火之力，振奋阳气、温通经络，从而驱散阴寒，对温度及艾炷的大小和数量均有特定要求。陆氏夫妇在长期的针灸临床探索中体会到，伏天时节天气炎热，人体腠理疏松，此时施以针灸，可有效改善阳气不足，增强卫外功能，显著提升疗效，无论是补虚还是泻实，均能取得事半功倍的效果。因此，他们秉承李父的创见，常在盛夏三伏期间采用伏针和伏灸疗法，并特别提醒，夏季气温高、血脉滑利，人气易于运行，故伏针留针时间不宜过长，或可在行针后即刻起针。伏灸同样需严格辨证，以防火逆之忌。

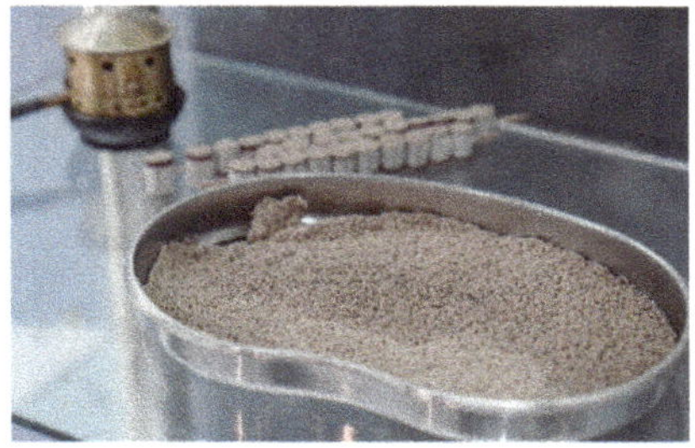

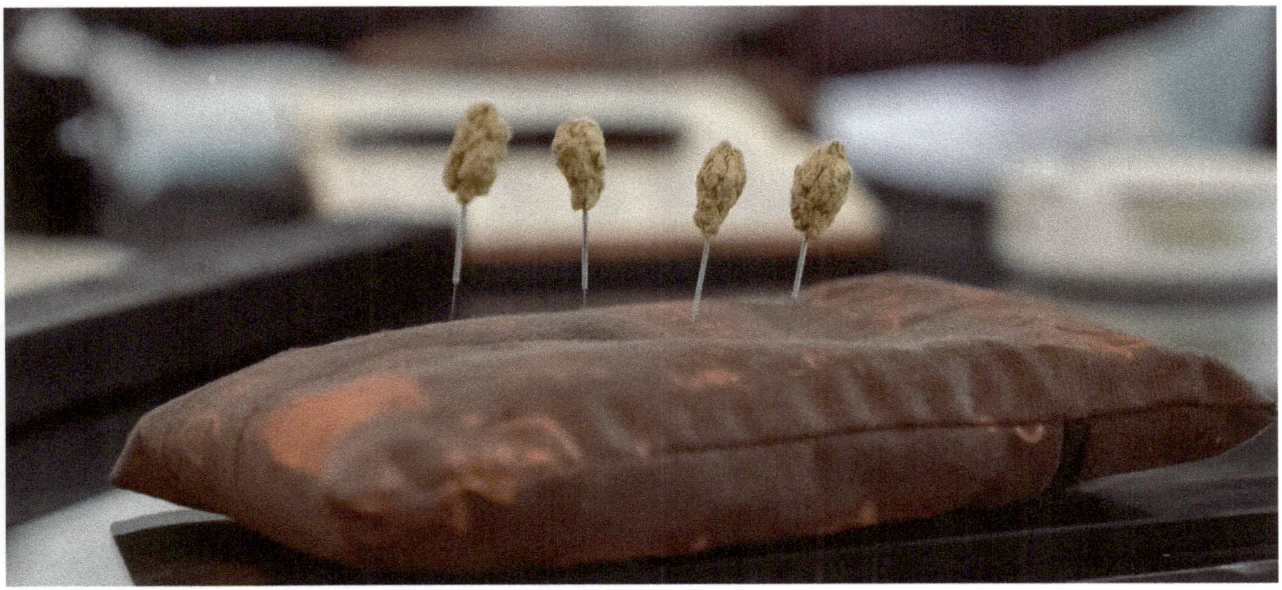

七是不断探索针具改良且喜用毫针

陆氏认为，一位优秀的针灸医生必须配备优质的针具，方能有效解除患者的病痛。因此，他们不遗余力地改进针具，成功创制了“瘦燕式”金银质毫针及多种规格的不锈钢毫针，并提出针柄金属丝应均匀紧凑缠绕、针尖不宜过于尖锐而以圆利为宜等多项建议。至今，临床广泛使用的针灸针针尖呈“松针形”，正是得益于他们当年的不懈倡导。这种针形不仅便于操作、利于手法施展、提升疗效，还能在针刺时尽量减少患者的疼痛，使其更易接受针灸治疗。陆瘦燕曾在《针灸临床体会点滴》中写道，中医治病强调整体观和辨证论治，主张在祛邪的同时，更应注重扶正，避免伤正。陆氏认为，人体易受外邪侵袭，多因正气虚弱，故治疗时应扶正祛邪，尤其不可伤及正气。针刺作为一种微创手段，虽对穴位组织有一定损伤，但毫针细如毫毛、针尖圆利不锐、进针徐缓平和，既能减少疼痛，又不会伤及正气。因此，陆氏伉俪对毫针情有独钟，并坚信在众多古法九针中，毫针最为适用。

·“瘦燕式”金银质毫针

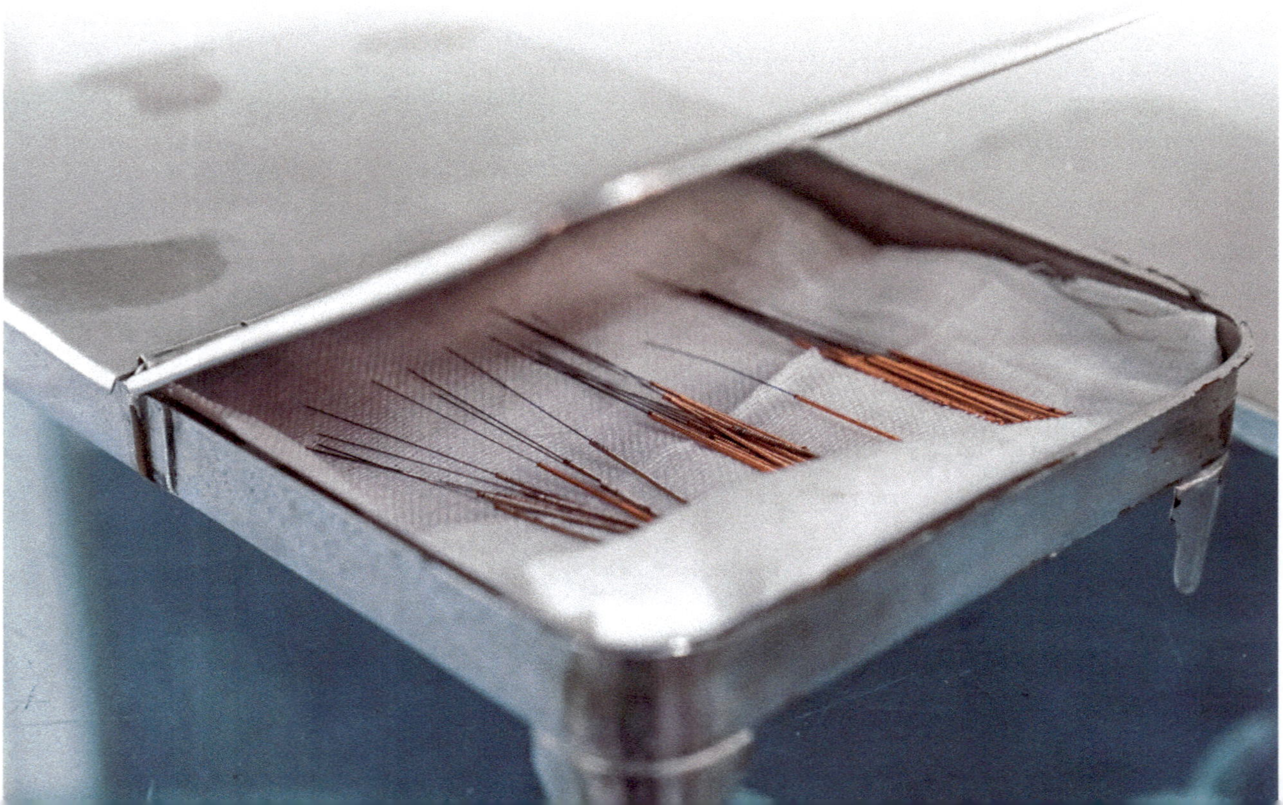

传承发展篇

作为海派中医的杰出代表，百年“陆氏针灸”，经过几代人的不懈努力与奋斗，已取得不凡成绩，尤其是在改革开放后，“陆氏针灸”流派在传承与创新方面更是走在了同行的前列。

传承体系：成立“陆瘦燕名中医工作室”“陆瘦燕针灸传承研究中心”“海派中医陆氏针灸流派传承研究基地”“陆氏针灸传承创新工作室”及“陆氏针灸”工作坊 15 家，设立 17 个分中心及教学基地，构建第四代至第六代近百人的传承梯队。

学术推广：开设微信公众号，发布 600 余篇医案，举办 300 余场公益讲座及高端学术会议（如非遗与中医药发展高峰论坛、陆瘦燕百年诞辰交流会等），推动全球传播。

科研创新：自研发经络仪、脉象仪、“瘦燕式”针灸针之后，陆瘦燕首先提出的实验针灸也得到了蓬勃开展，尤其是近半个世纪，围绕“陆氏针灸”的科研项目达数十项，发表学术论文近百篇（包括 SCI 论文）；出版《陆瘦燕针灸论著医案选》《陆氏针灸导气针法治疗腰椎病》《陆氏针灸高正临证经验集》《陆氏针灸苏肇家、谈月涓临床经验集》等专著十余部，对“陆氏针灸”的学术思想和临证经验进行了系统整理与总结。

技术应用：多项特色技术入选省市级中医药项目，如导气针法治运动性失语、针芒行气法结合弩法治动眼神经麻痹等，并纳入社区适宜推广技术。

品牌建设：设计非遗专属 LOGO，筹划电子期刊，建立学术联盟，形成“医教研文”一体化模式，助力数字化非遗活态传承工作得到进一步发展与提升。

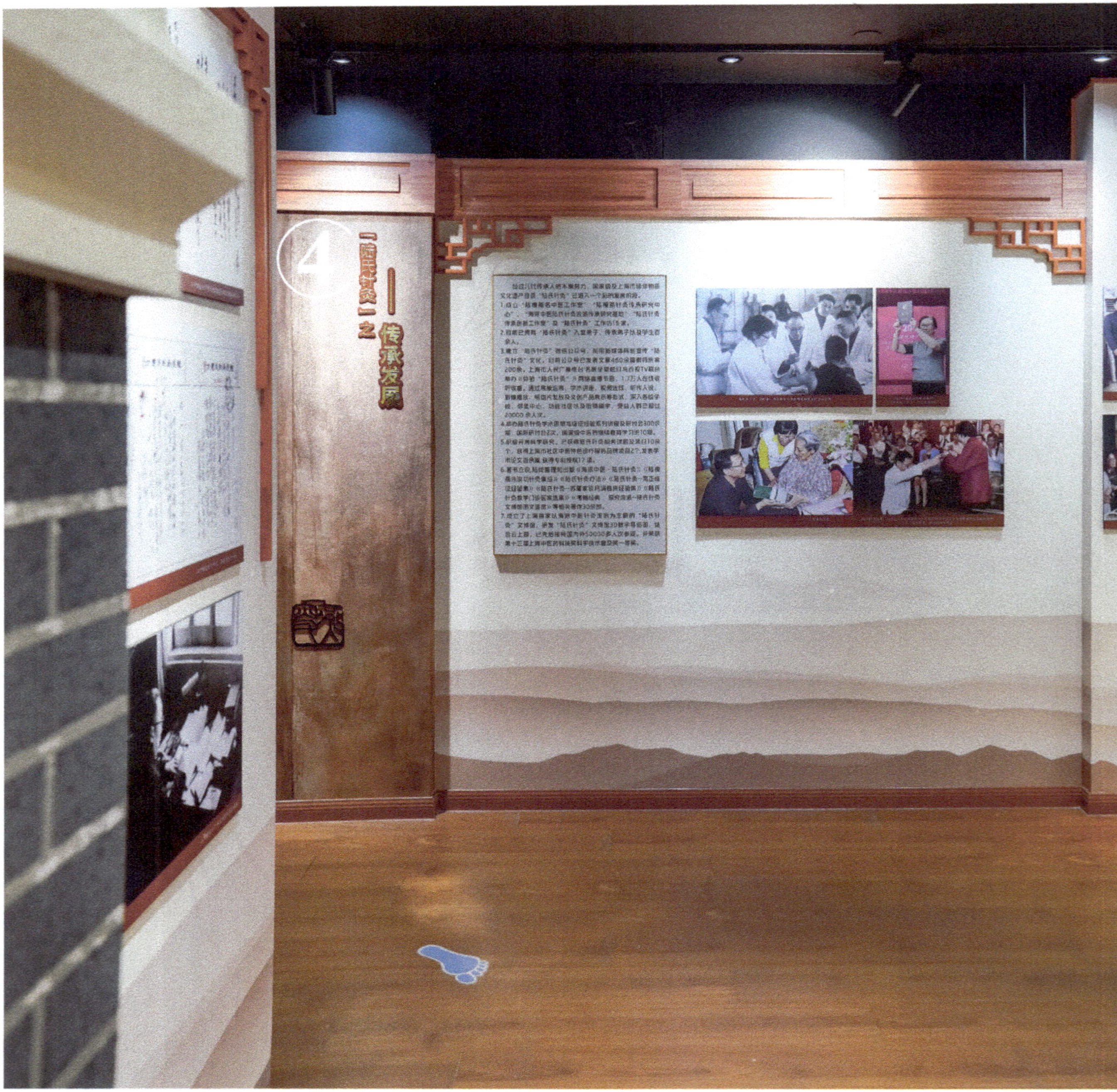
4
陆氏针灸之
传承发展

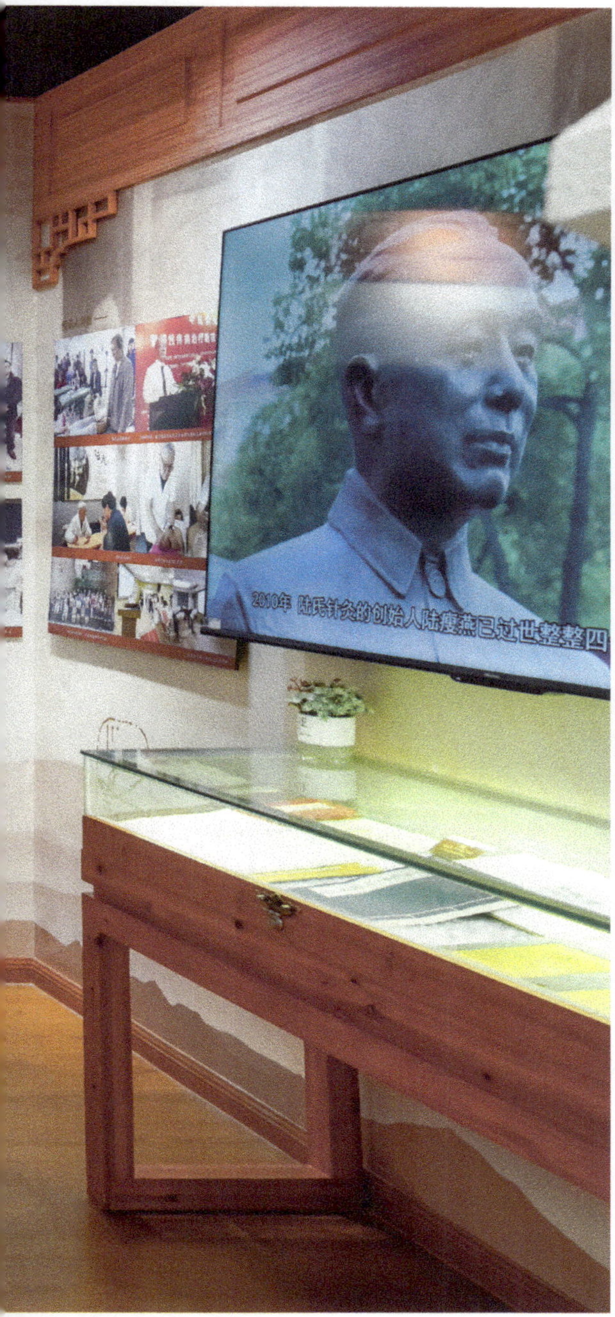
2010年 陆氏针灸的创始人陆瘦燕已过世整整四

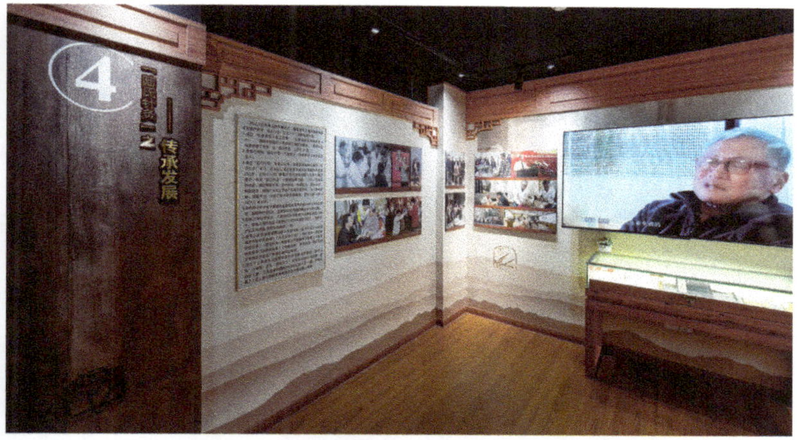
4
传承发展

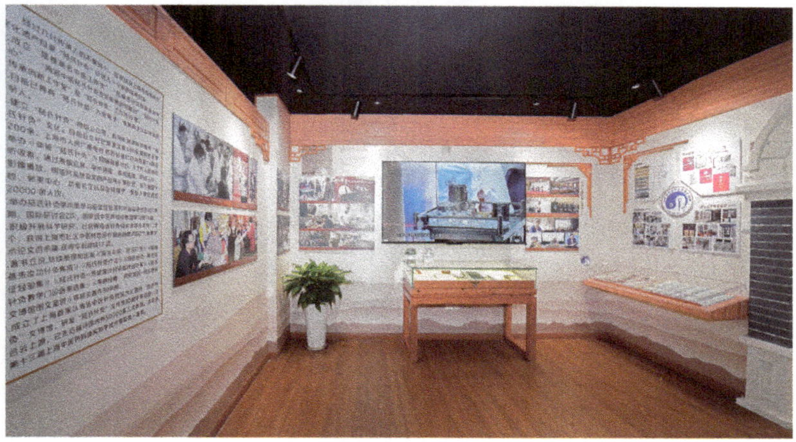

1 | 2 / 3

1 · 2 · 3 ·“陆氏针灸”文博馆之传承发展展厅

1 | 2

1 · 2 ·“陆氏针灸”文博馆之传承发展展厅

百年“陆氏针灸”作为海派中医的璀璨瑰宝，在针灸发展的历史长河中，以其独树一帜的学术思想、鲜明的临证特色与卓越的疗效，蜚声海内外。先后荣列上海市非物质文化遗产名录及国家级非物质文化遗产名录。

历经百年沉淀的“陆氏针灸”流派，其“陆氏针灸疗法”在针刺手法、配穴策略、切诊技巧及经络学说等领域，均已形成独特的风格与系统的理论体系。因此，亟需通过培育“陆氏针灸疗法”的传承者、撰写专著、举办学术研讨会、设立工作室以及创建文博馆等多维途径，进一步传承并弘扬其学术精髓与临床特色。

令人欣慰的是，经过数代“陆氏针灸”传承人的持续奋斗与不懈努力，尤其是改革开放以来，“陆氏针灸”的传承与发展以及“陆氏针灸疗法”的应用与推广已取得显著成效，具体体现在以下几个方面。

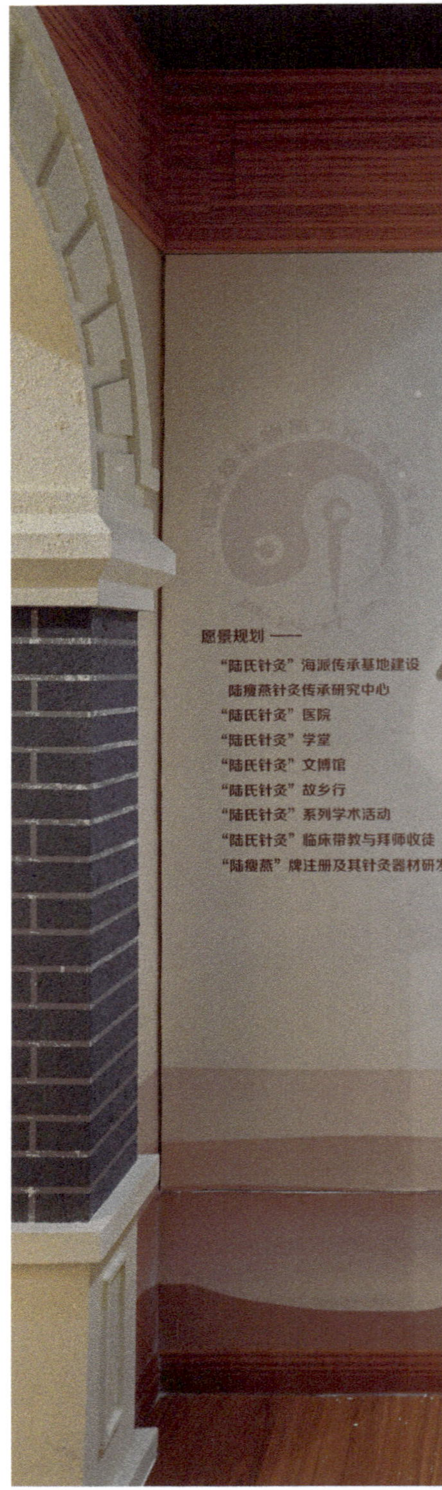

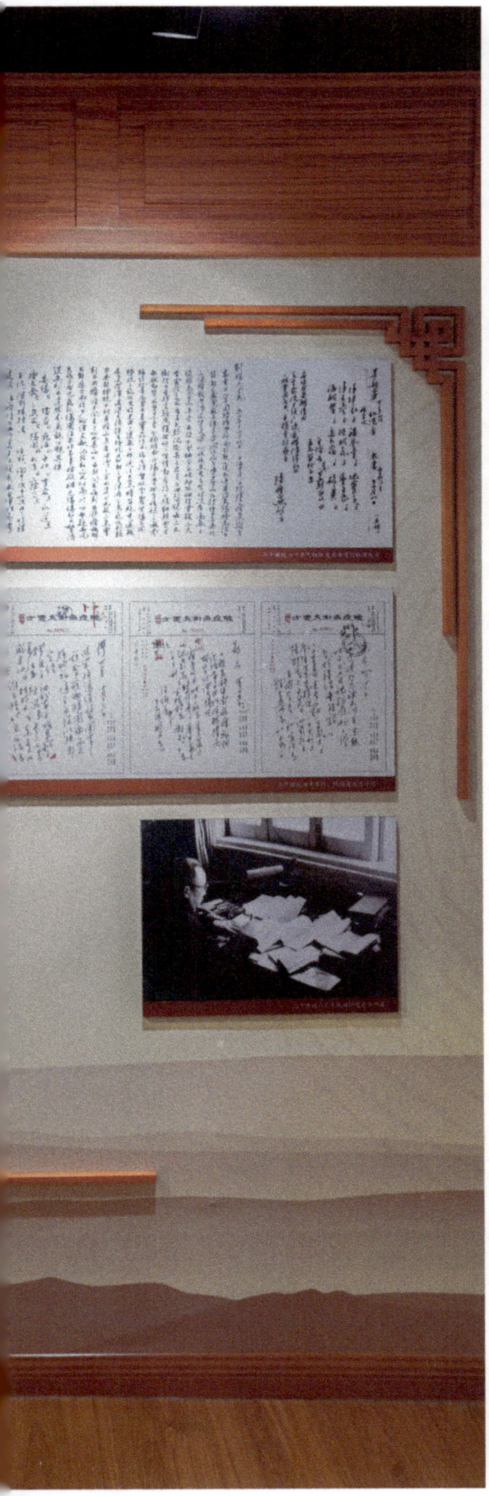

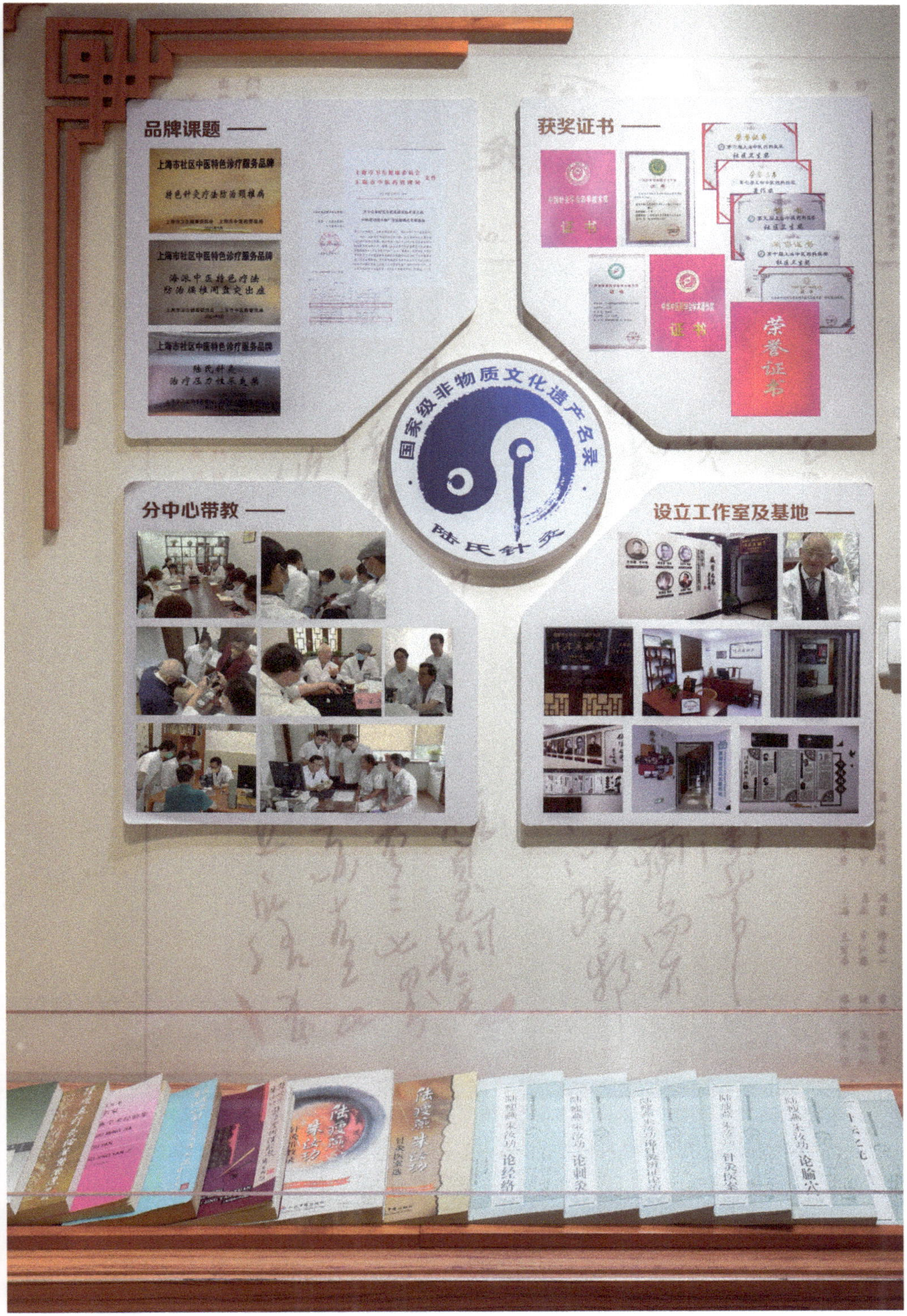
品牌课题
获奖证书
国家级非物质文化遗产名录
陆氏针灸
分中心带教
设立工作室及基地

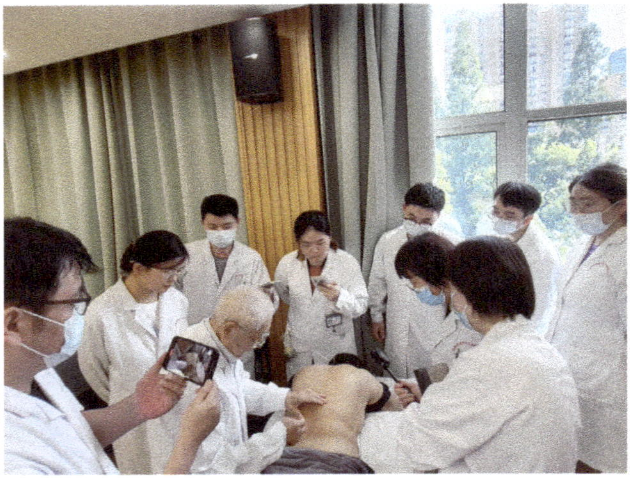

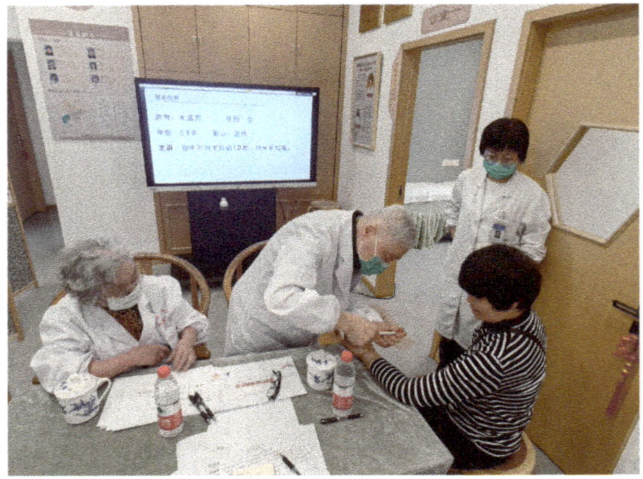

1　2　3　4

1 · 2 · 3 · 4 · “陆瘦燕针灸传承研究中心”分中心开展带教工作

成立“陆瘦燕名中医工作室”“海派中医陆氏针灸流派传承研究基地”，设立“上海市海派中医流派传承人才项目”，特别是由“陆氏针灸疗法”代表性传承人陆焱垚亲自筹建的“陆瘦燕针灸传承研究中心”，至今已在上海各区设立了 17 个分中心及教学基地，选拔了一批在针灸临床和科研方面知识结构合理、经验丰富，又有创新思维的中青年骨干加入传承队伍，使得“陆氏针灸”流派传承梯队不断壮大与完善，迄今已有第四代、第五代和第六代传承弟子近百人。

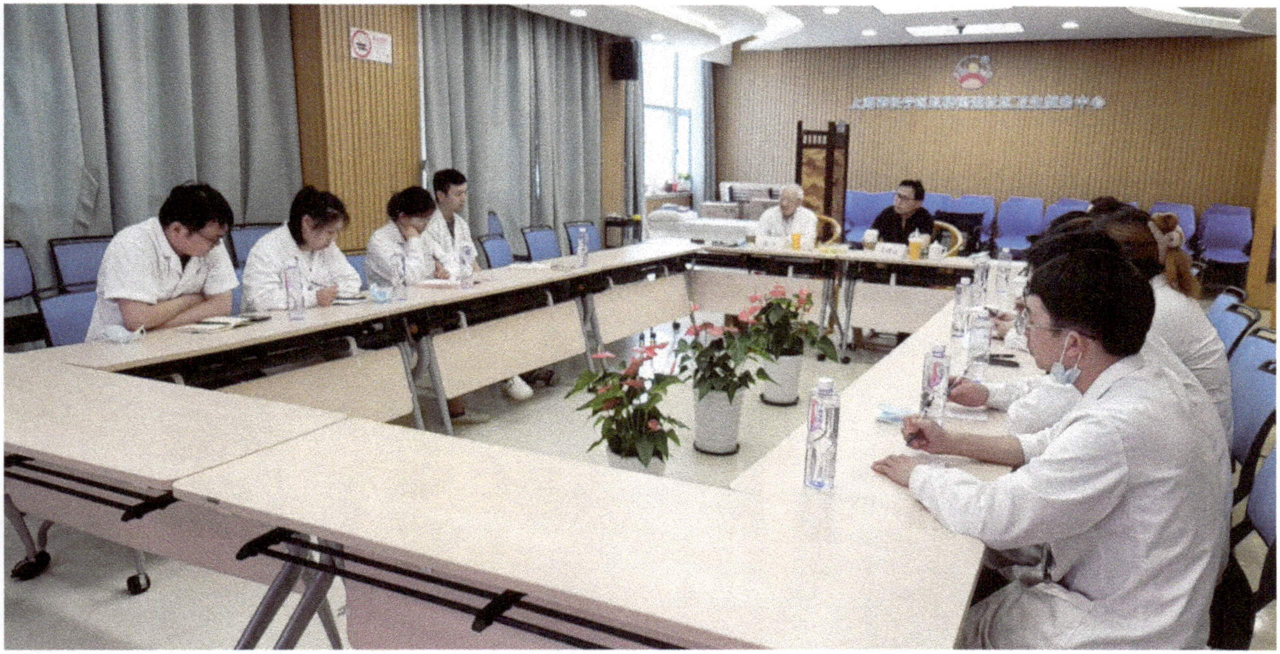

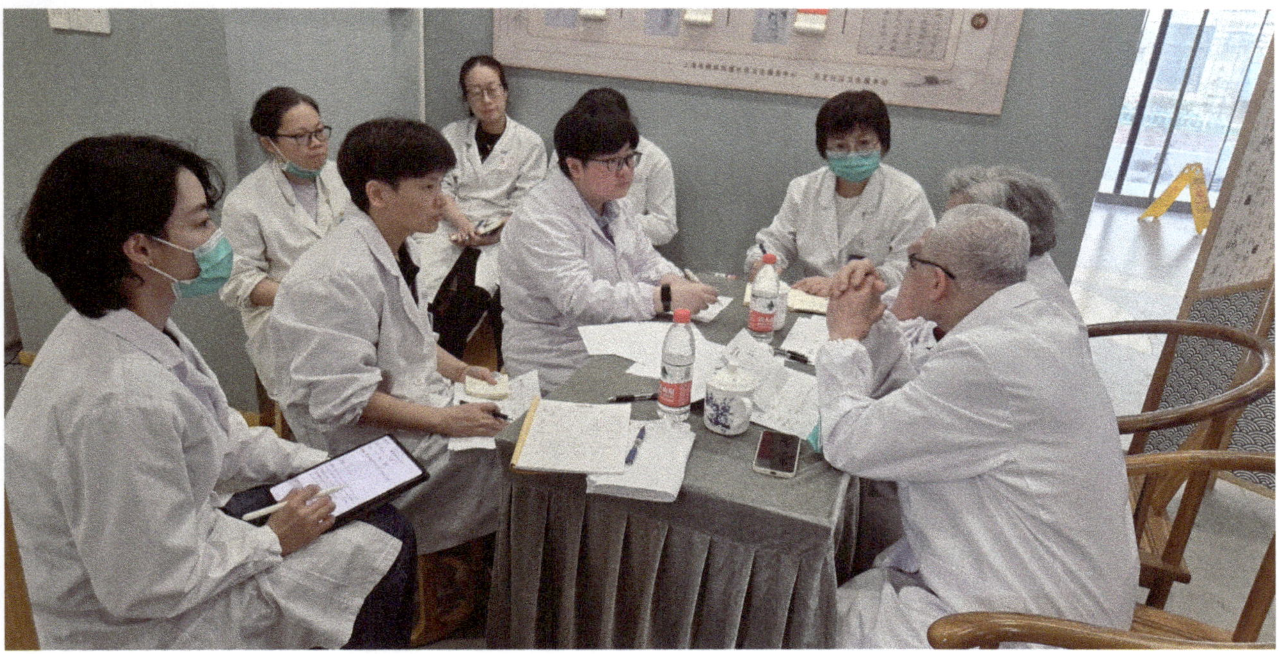

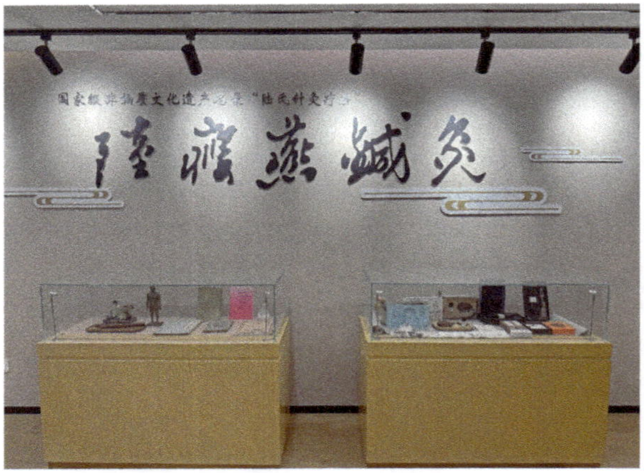

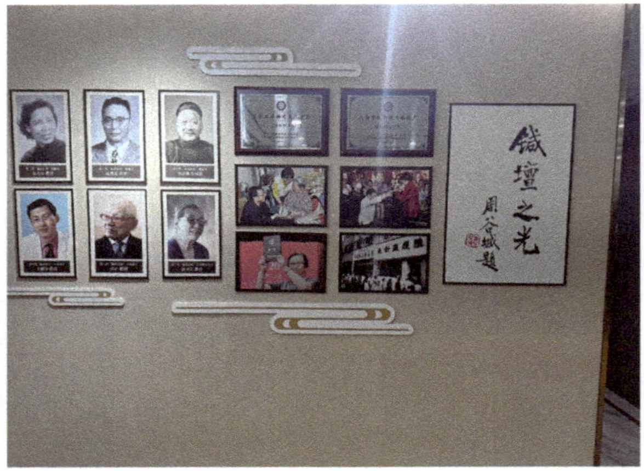

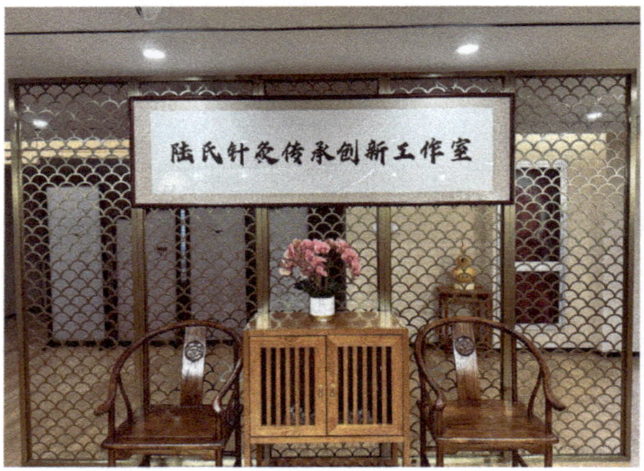

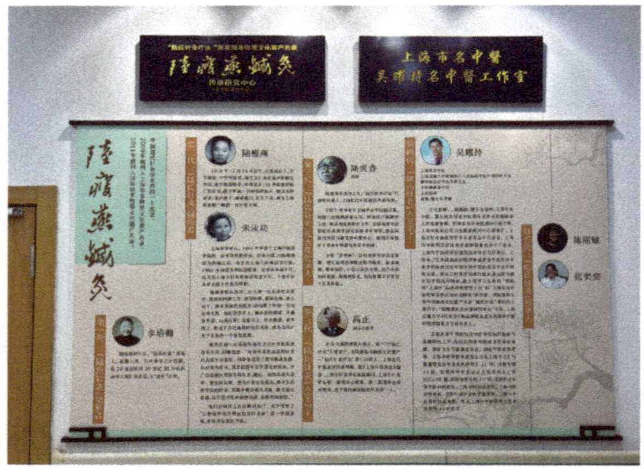

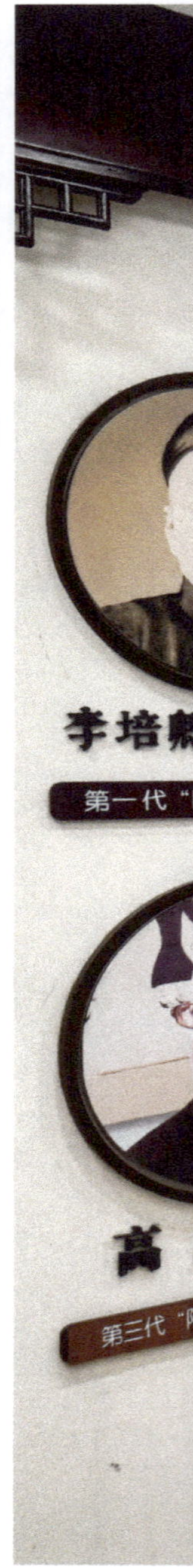

1	2	5
3	4	

1 · 2 · 3 · “陆瘦燕针灸传承研究中心”大宁分中心

4 · “陆瘦燕针灸传承研究中心”虹桥（长宁）分中心

5 · “陆瘦燕针灸传承研究中心”金山分中心

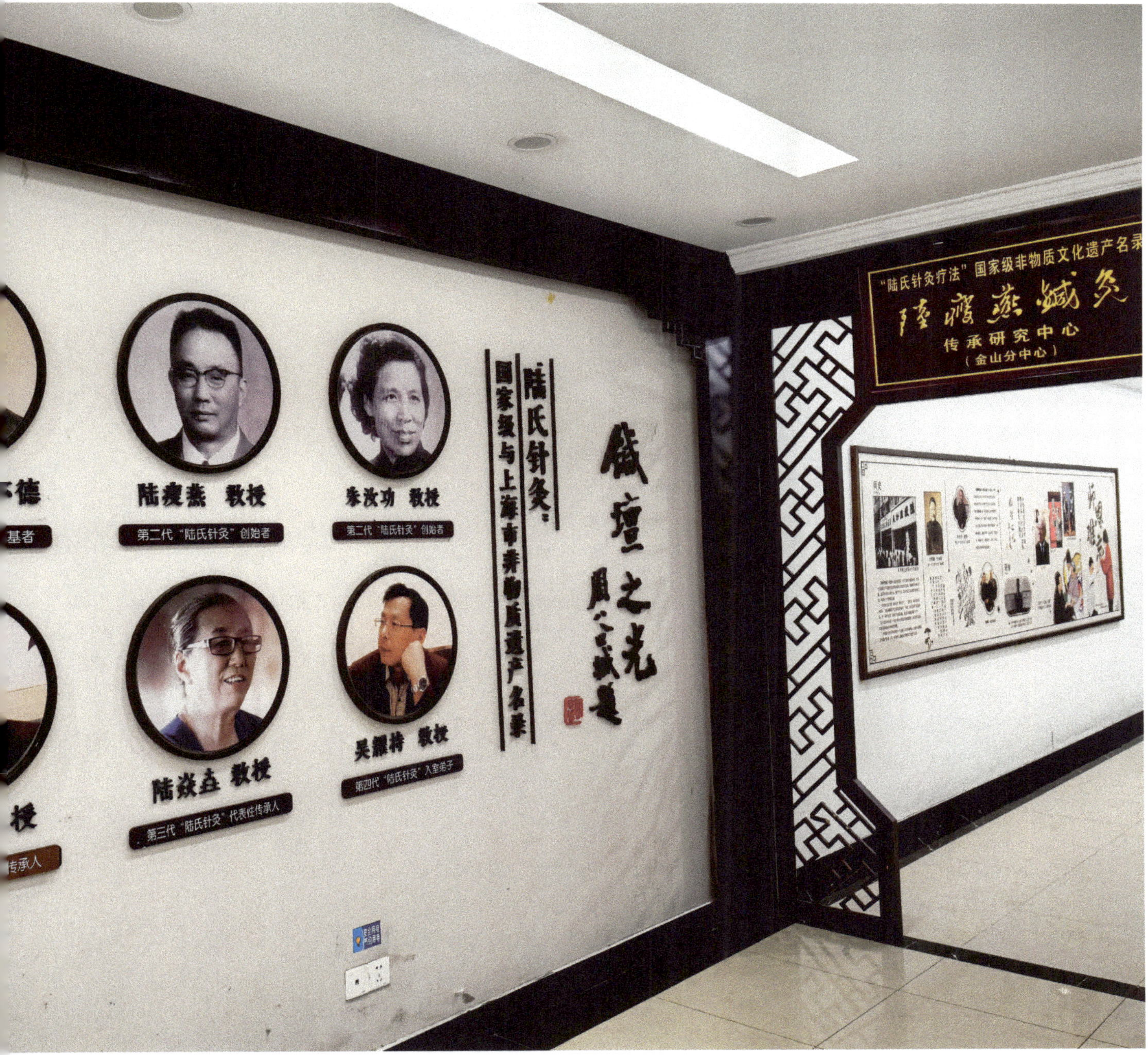
"陆氏针灸疗法"国家级非物质文化遗产名录
传承研究中心
（金山分中心）
陆瘦燕 教授
第二代"陆氏针灸"创始者
朱汝功 教授
第二代"陆氏针灸"创始者
陆焱垚 教授
第三代"陆氏针灸"代表性传承人
吴耀持 教授
第四代"陆氏针灸"入室弟子
陆氏针灸：
国家级与上海市非物质文化遗产名录
针坛之光

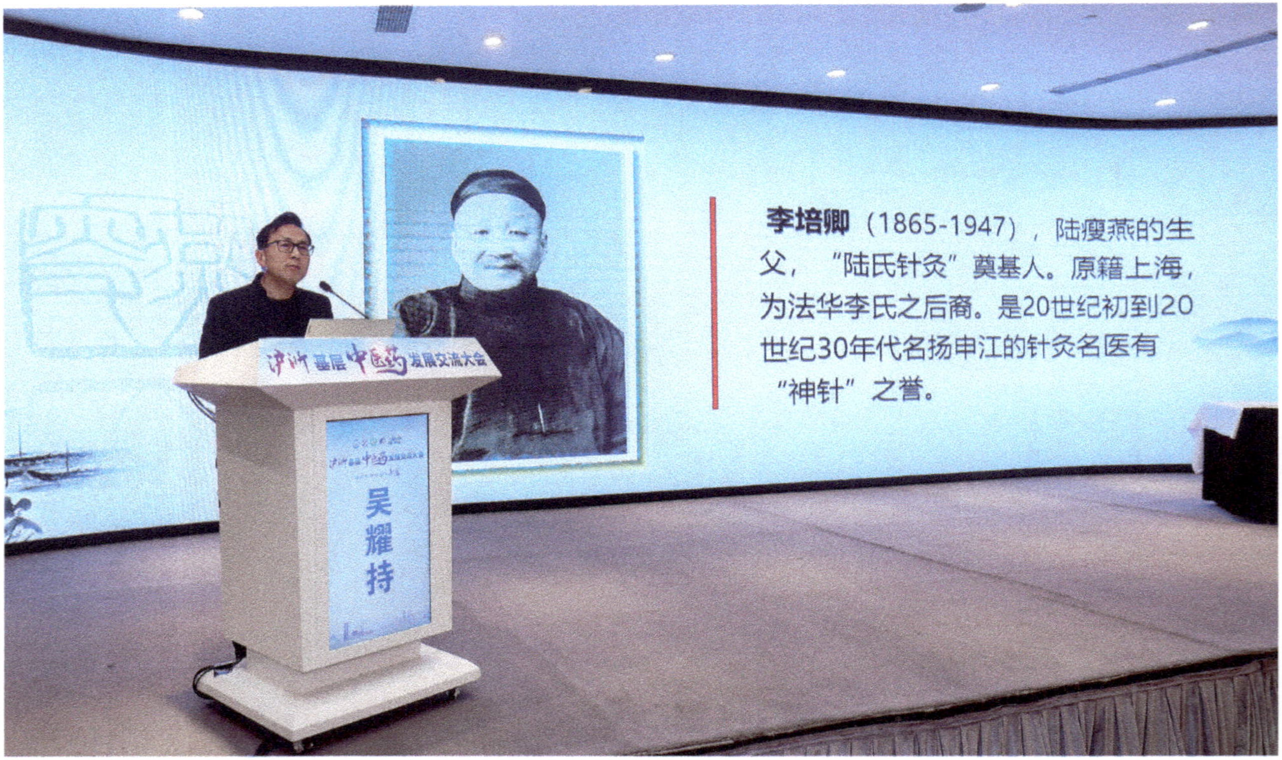
李培卿（1865-1947），陆瘦燕的生父，“陆氏针灸”奠基人。原籍上海，为法华李氏之后裔。是20世纪初到20世纪30年代名扬申江的针灸名医有“神针”之誉。
沪浙基层中医药发展交流大会
吴耀持

1 2 3

设立“陆氏针灸”微信公众号，借助新媒体平台推广“陆氏针灸”的学术理念与临床经验，已发布文章及医案达 600 余篇。此外，我们还成功举办了多场“陆氏针灸”学术思想与临证特色主题的公益讲座，累计达 308 场。

举办“陆氏针灸”学术思想与临证经验研讨会，涵盖多项精彩活动，包括非遗与中医药发展高峰论坛、“陆氏针灸”故乡行暨学术思想与临证经验研讨会、中医流派专场之“陆氏针灸”学术思想与临床经验研讨会、海派中医国家级非遗项目大师面对面学术专场、上海市中医药适宜技术社区推广与应用之“陆氏针灸”学术专场、国医强优三年行动计划之“陆氏针灸”防治腰扭伤特色诊疗技术报告会，以及纪念陆瘦燕先生百年诞辰暨“陆氏针灸”学术思想交流大会等，均获得热烈反响。

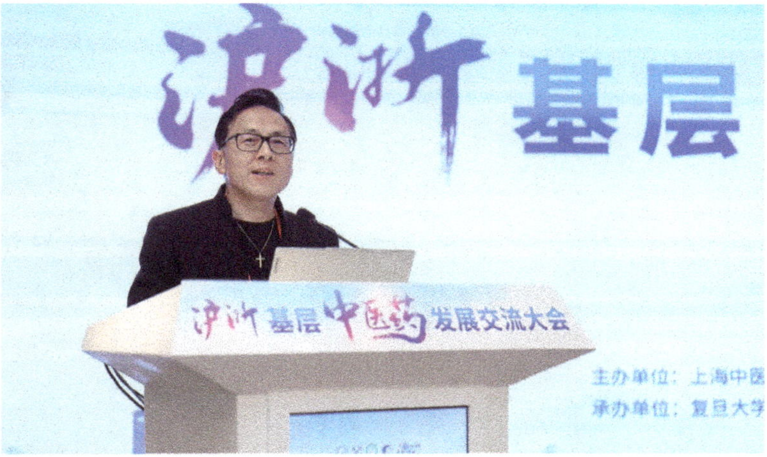

1、2、“陆氏针灸”学术思想与临证特色专题公益讲座

3、中医流派专场之“陆氏针灸”学术思想与临床经验研讨会

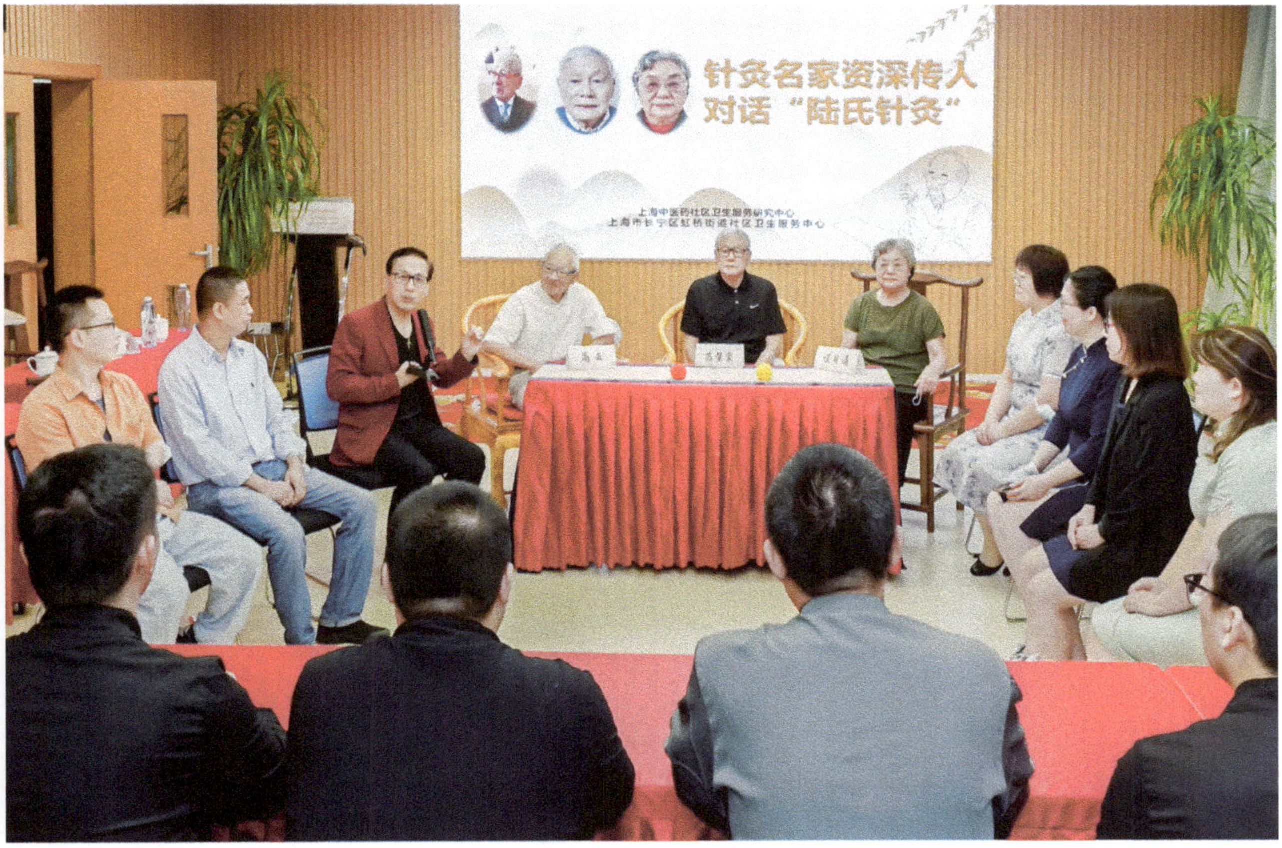

积极开展与“陆氏针灸”相关的临床与基础研究，包括深入探究“经脉元气说”及其经络学说与在临床中的应用、五行学说与针灸疗法的关系、双手进针注重爪切的重要性、温针与灸法的关系、针芒行气导气针法与弩法应用的要点、上下左右切诊的整体观、肾气与胃气对人体的影响、习用毫针善用补泻针法的独特之处、对针灸文献的整理诠释与注解以及“陆氏针灸”治疗常见病、多发病与疑难病的特色诊疗技术等。通过文献总结、临床观察、机制研究，进一步传承与发展“陆氏针灸”学术思想与临证特色。目前已获得各级各类相关课题 20 余项。

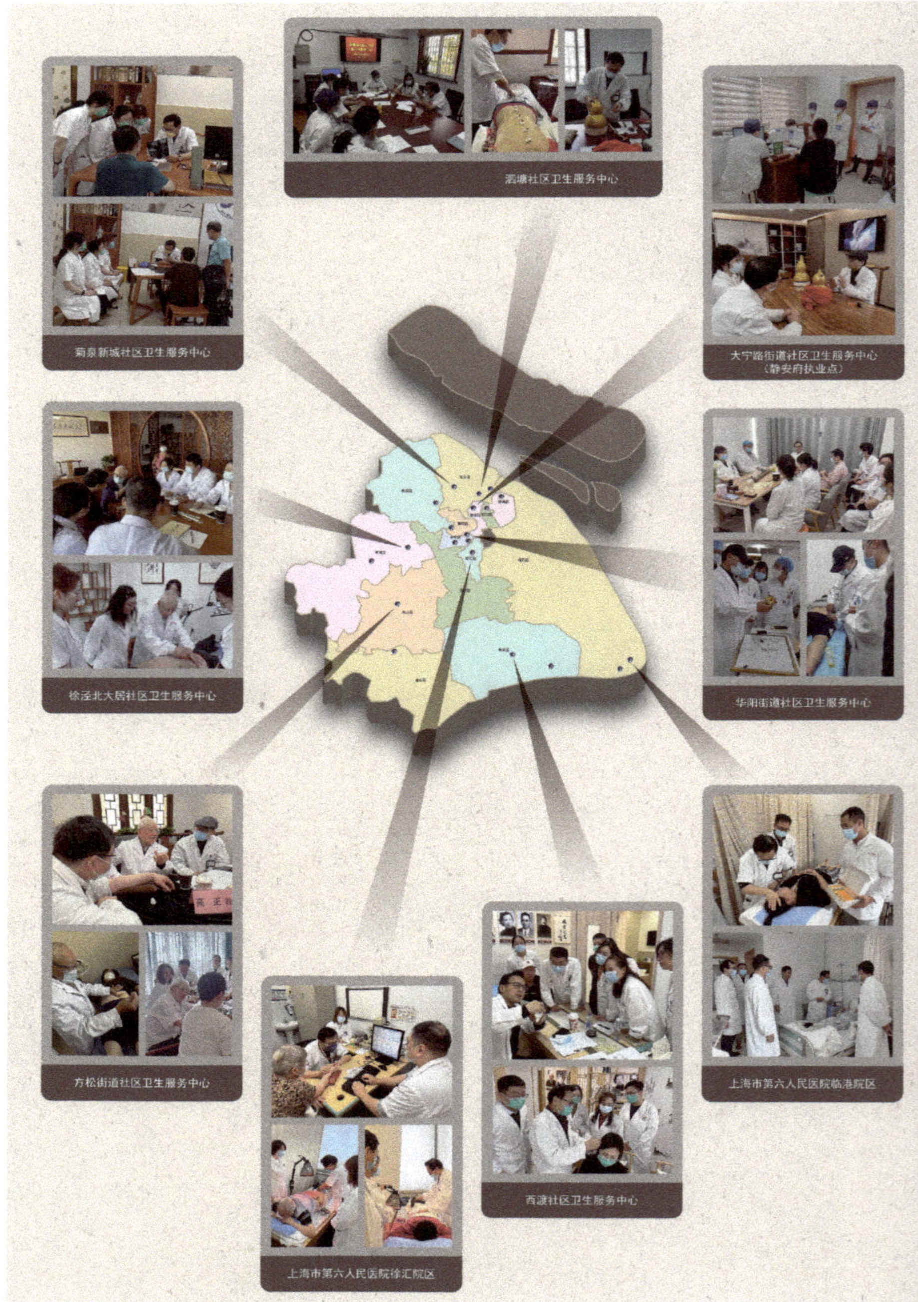

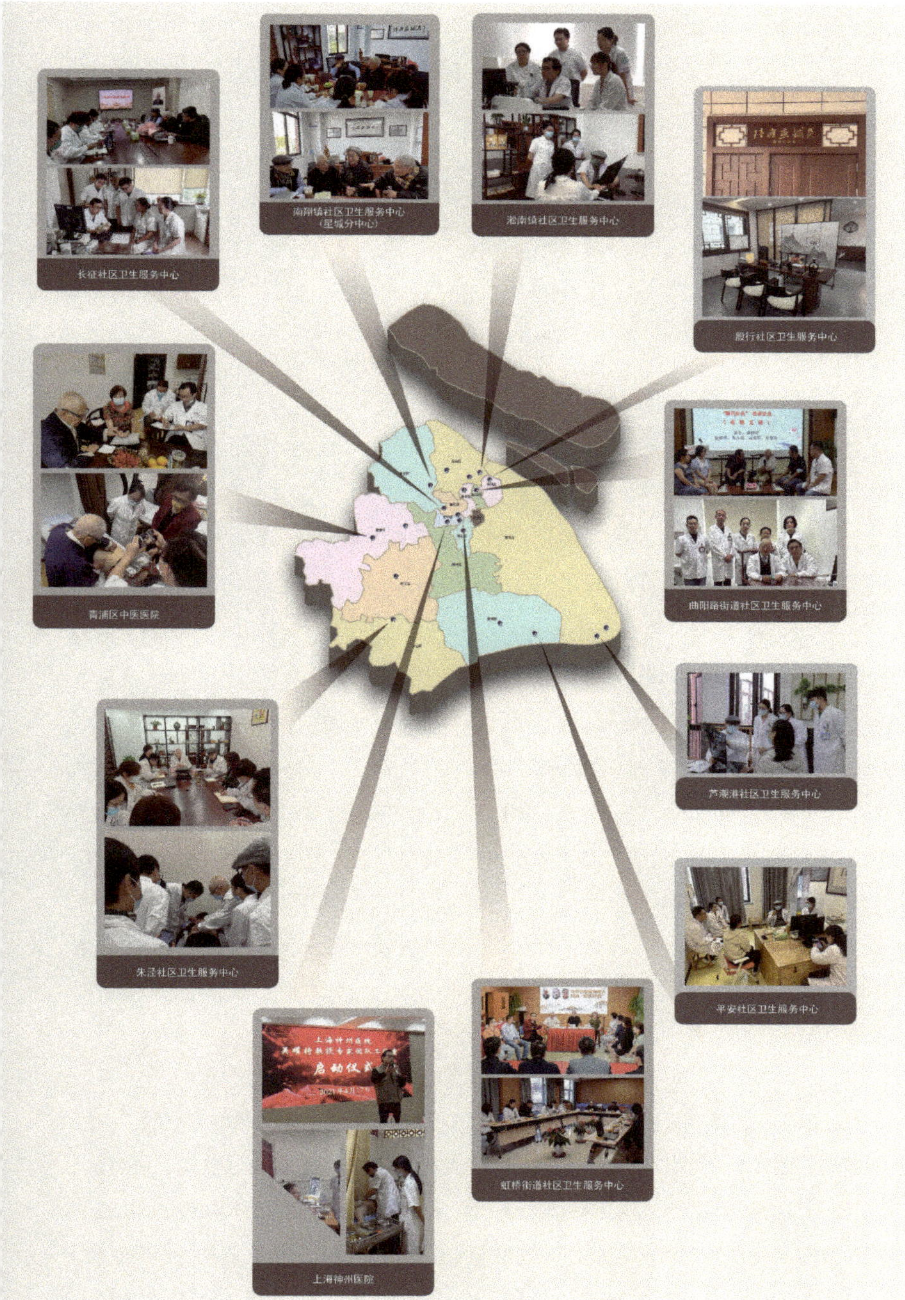

1 | 2

1 · 2 · 陆瘦燕针灸传承研究中心分中心及教学基地分布图

1 | 2

1·“陆氏针灸”品牌 LOGO 设计图
2·“陆氏针灸”系列专著

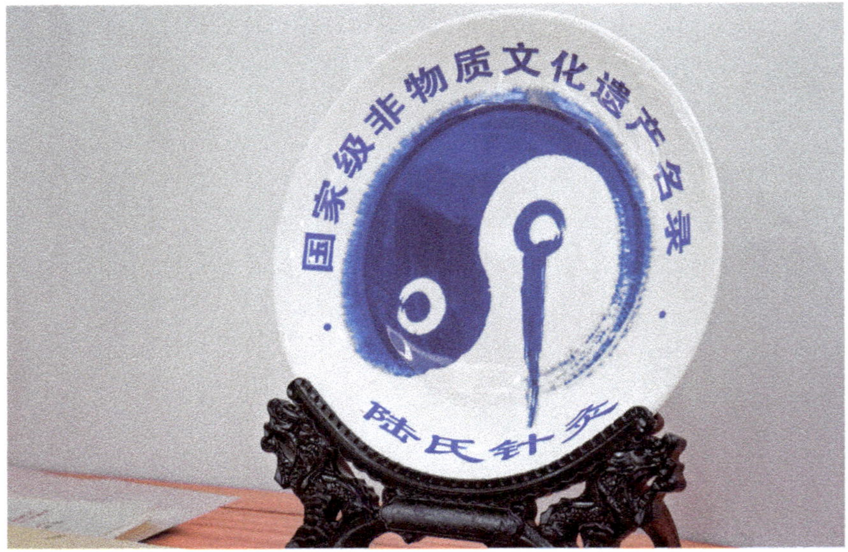

注重品牌建设，设计国家级和上海市非物质文化遗产“陆氏针灸”LOGO，筹划“陆氏针灸”电子学术期刊，建立“陆氏针灸”工作室学术联盟，在陆瘦燕出生地上海嘉定建立“陆氏针灸”文博馆。其中“陆氏针灸”治疗压力性尿失禁诊疗技术、“陆氏针灸”导气针法治疗运动性失语诊疗技术、“陆氏针灸”针芒行气法结合弩法治疗动眼神经麻痹诊疗技术、“陆氏针灸”特色疗法治疗干眼症诊疗技术、陆李还老中医传承创新工作室、“陆氏针灸”名老中医传承工作室以及“陆氏针灸”特色专病专科建设等分别入选为上海市社区中医药特色诊疗服务品牌、上海市卫生健康委员会中医药科研项目（青年引导类）、上海市社区中医药适宜技术建设项目、嘉定区卫生健康委员会中医药科研项目、虹口区“国医强优”三年行动计划项目及宝山区卫生健康委员会专病专科建设项目等。

发表论文，出版专著。随着传承与发展“陆氏针灸”学术思想与临证经验工作的不断推进，更多学术著作与论文已相继出版和发表。诸如《陆瘦燕针灸论著医案选》《陆瘦燕朱汝功针灸医案选》《陆瘦燕朱汝功针灸学术经验选》《针灸名家——陆瘦燕学术经验集》《陆瘦燕针灸医案医话》《陆瘦燕金针实验录》《陆瘦燕朱汝功针灸带教录》《海派中医陆氏针灸》《陆瘦燕朱汝功针灸集成》《陆氏针灸教学门诊医案选集》《烧山

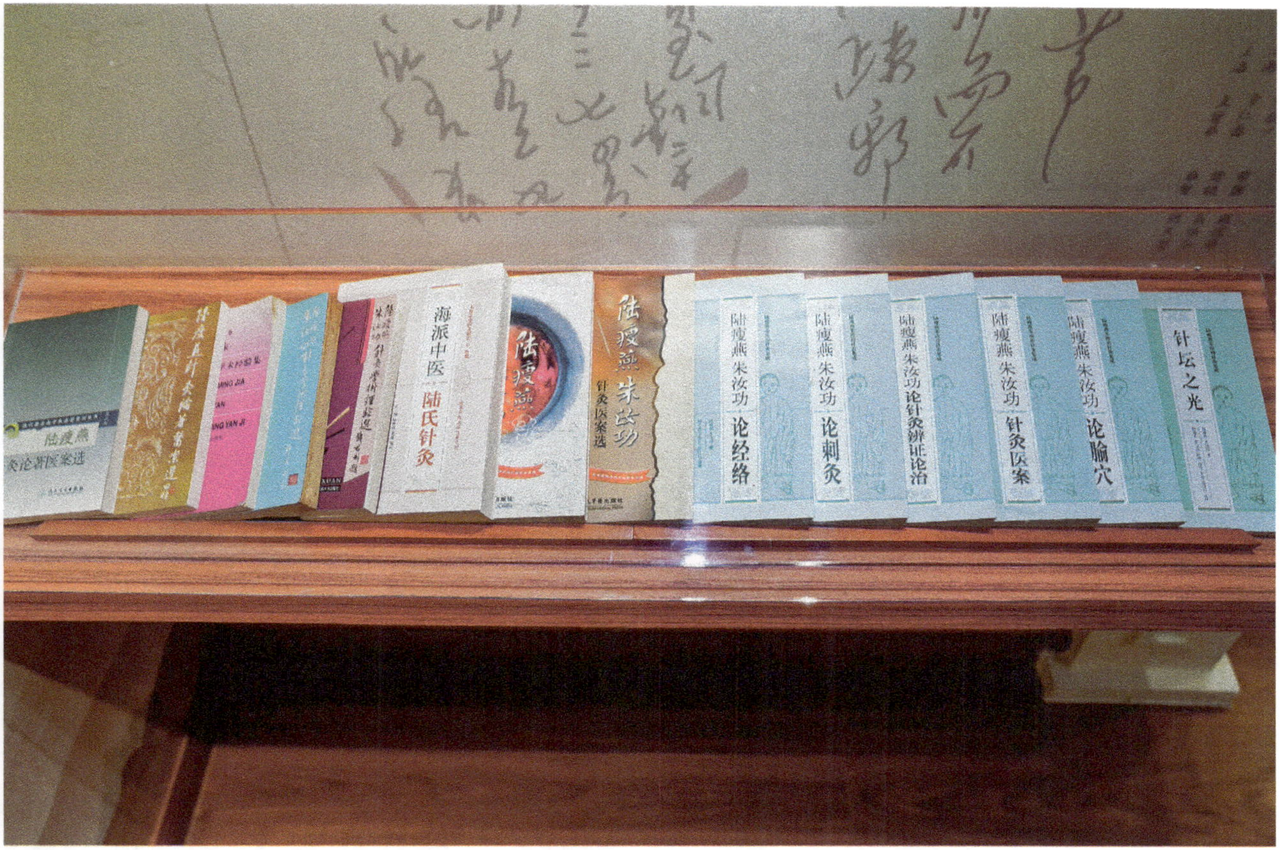

火与透天凉手法探讨》《经络导气针法的感觉循行与多方位经穴肌电测绘之临床观察》《谈灸》《人体十二经脉标本根结和气街论述》及《陆氏针灸导气针法治疗腰椎间盘突出症》等。这些论文与专著的发表与出版，既是对“陆氏针灸”学术思想和临证经验的提炼与总结，也可作为弟子传人或学生、针灸从业者以及针灸爱好者了解学习和研究“陆氏针灸疗法”不可或缺的教材与读本，具有较高的临床与学术参考价值。

薪火相传，继往开来。我们有理由相信，无论学术建设、临床建设，还是文化建设与人才建设，未来“陆氏针灸”的传承之路都将越走越宽，“陆氏针灸”的发展之路也必将越走越好。

百年大事篇

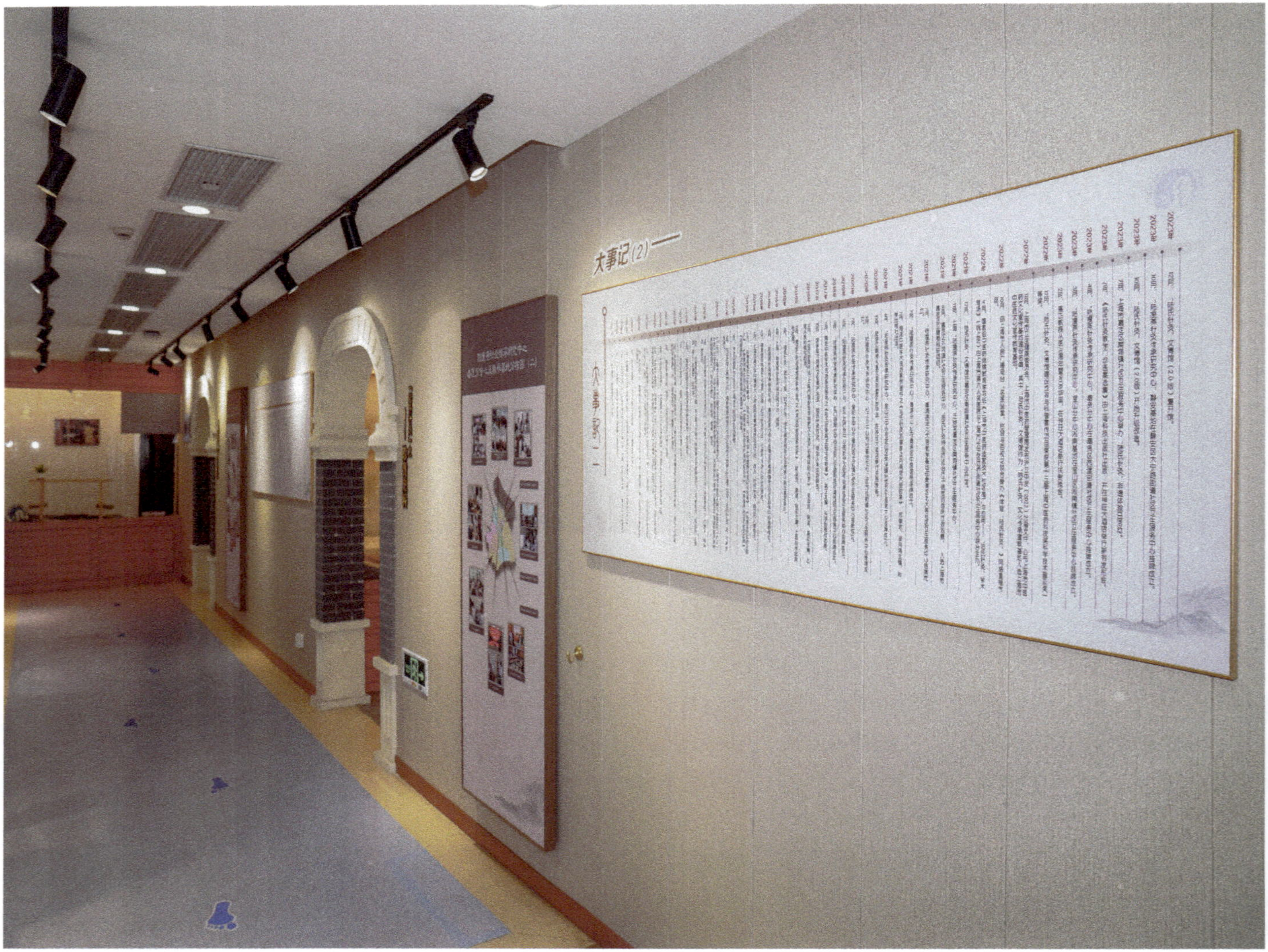

1 | 2

1 · 2 · “陆氏针灸”文博馆之百年大事记展厅

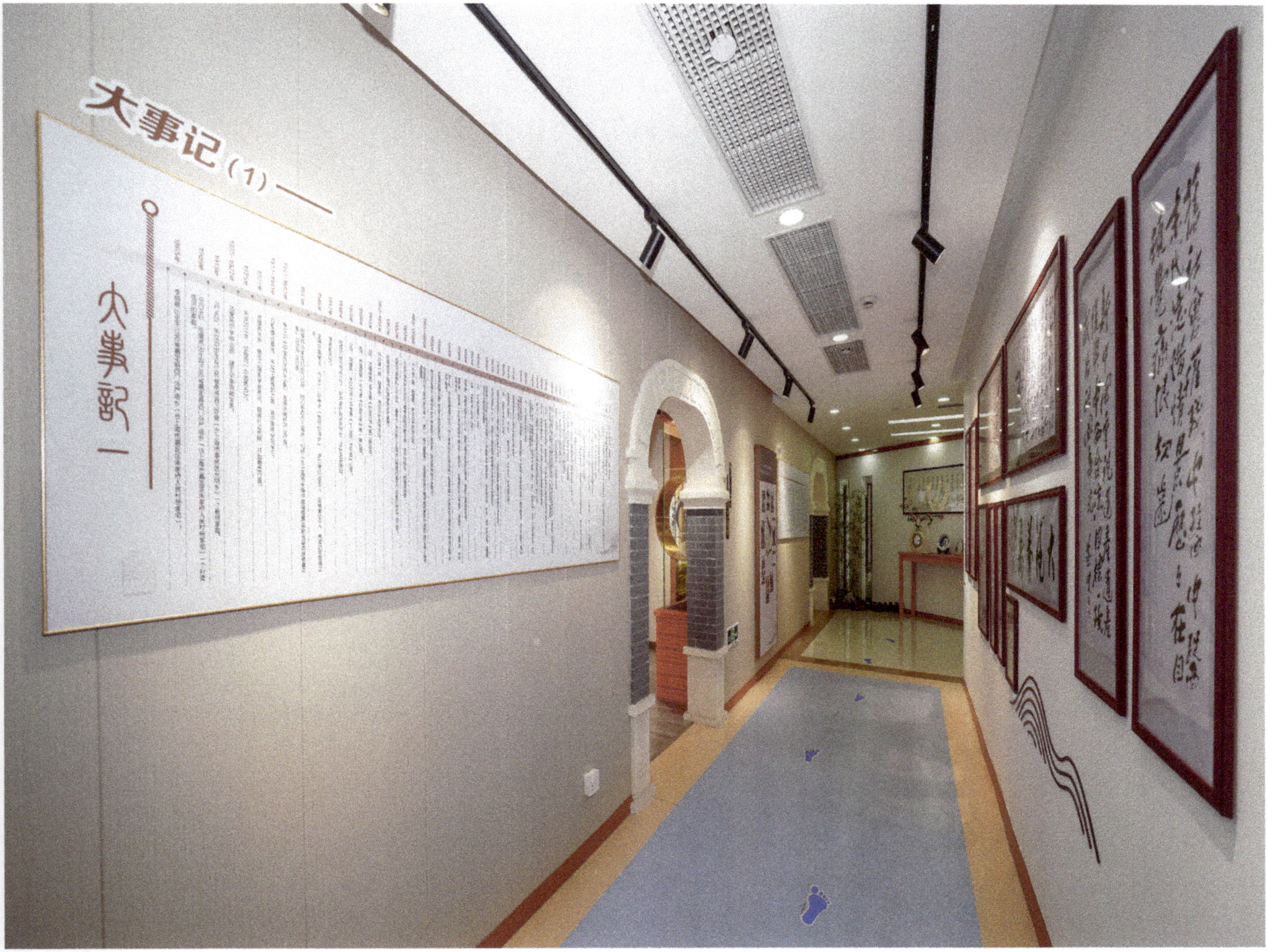

"陆氏针灸"历经百年沧桑，发展历程中可以载入史册的大事归纳如下。

1865 年　李培卿出生于江苏省嘉定县西门外严庙乡（今属上海）。

1909 年 12 月 14 日　陆瘦燕出生在江苏省嘉定县西门外严庙乡一个针灸医师家庭。

1913 年 7 月 16 日　朱汝功出生在江苏省奉贤县三官塘（今属上海）一个教师家庭。

1925—1927 年　随生父李培卿学医。

1927 年　陆瘦燕 18 岁，通过上海医学会考试，取得开业执照，开始悬壶行医。

1937—1941 年　朱汝功进入中国医学院学习。

1941—1943 年　朱汝功在奉贤南桥开业行医。

1943 年　陆瘦燕与朱汝功结为伉俪，他们各自在上海市八仙桥（现上海市金陵中路福德里 5 号和金陵中路老首安里）设诊开业行医。

1946 年　全国中医考试，参加考试 3 000 人，及格者 362 人，朱汝功在及格之列。

1947 年　李培卿去世。

1948 年　陆氏伉俪共同创立了"新中国针灸学研究社"及针灸函授班。

1950 年 11 月　陆瘦燕、朱汝功第一本专著《十二经穴分布图》出版。

1950 年 6 月　陆瘦燕《针灸正宗》第一集出版。

1951 年 2 月　陆瘦燕《针灸正宗》第二集出版。

1952—1955 年　开办第一期"陆瘦燕、朱汝功针灸学习班"。

1952 年　陆瘦燕任上海市针灸学会主任委员。

1952 年　陆氏伉俪除私人开业外，每周 3 个半日参加上海市公费医疗第五门诊部的特约门诊工作。

1952 年　陆氏伉俪合并诊所在上海市金陵中路 119 号，诊所招牌为"陆瘦燕针灸"。

1955—1958 年　开办第二期"陆瘦燕、朱汝功针灸学习班"。

1955—1966 年　陆瘦燕历任上海市政协第一、第二、第三届委员，全国政协第三届特邀代表及中国农工民主党上海市委委员。

1955 年　朱汝功被聘为上海市干部疗养院及上海市第二肺结核病院中医顾问。

1955 年　陆瘦燕被聘为第二军医大学中医顾问。

1958 年　陆瘦燕第一次参加由上海中医学院组织的下乡医疗教学。

1958 年　全国第一次针灸经络学术会议在上海召开，陆瘦燕在会上表演了“烧山火”“透天凉”针刺补泻手法。

1958 年　陆瘦燕结束私人门诊，接受上海中医学院的聘请，担任针灸教研室主任。

1959 年 12 月　《刺灸法汇论》出版。

1959 年 9 月　《经络学图说》出版。

1959 年　陆瘦燕作为中华人民共和国第一个中国医学代表团成员，赴苏联讲学、会诊，并进行学术交流。

1960 年　朱汝功结束私人门诊，受聘任上海中医学院附属龙华医院针灸科副主任。

1960 年　陆瘦燕被任命为上海中医学院针灸系主任、上海中医学院附属龙华医院针灸科主任。

1961 年 4 月　《腧穴学概论》出版。

1963 年　陆瘦燕开始进行“烧山火”“透天凉”及“行气手法”的实验室研究。

1964 年　陆瘦燕被任命为上海市针灸研究所所长。

1964 年　陆瘦燕主持创制的我国第一台经络腧穴电动玻璃人模型和我国第一套脉象模型，分别获全国工业产品二等奖和三等奖。

1965 年 2 月　《针灸腧穴图谱》出版。

1969 年 4 月 27 日　陆瘦燕不幸辞世，终年 60 岁。

1980 年 3 月　朱汝功随上海中医学院附属龙华医院针灸科并入上海市针灸经络研究所，任室主任。后相继任上海市针灸学会副主任委员、《上海中医药杂志》与《上海针灸杂志》编委等职。

1981 年冬　朱汝功退休后移居美国，在纽约设诊开业。

1984 年 10 月 《陆瘦燕针灸论著医案选》出版。

1986 年　朱汝功被选为美国针灸医学会第六届副理事长。

1987 年　朱汝功被选为美东针灸医师联合会第一届常务理事。

1988 年　朱汝功被选为美东针灸医师联合会第二届常务理事兼学术研究主任。

1988 年 3 月 《针灸腧穴图谱》修订本出版。

1989 年 11 月　在上海召开了“纪念陆瘦燕诞辰八十周年暨陆氏针灸学术经验交流会”。

1989 年　朱汝功被选为美国针灸医学会第七届第一副理事长。

1990 年 11 月　湖南中医学院创建全国第一个“针灸陈列馆”，专门介绍了陆瘦燕的功绩。

1993 年　朱汝功被选为美国针灸医学会第九届理事兼出版委员会主任。

1994 年 11 月 《陆瘦燕朱汝功针灸学术经验选》出版。

1995 年　朱汝功被选为美国针灸医学会第十届理事。

1997 年 11 月　朱汝功向上海中医药大学捐资设立“朱汝功针灸奖学金”。

1999 年 8 月 《针灸名家陆瘦燕学术经验集》出版。

2001 年 4 月　朱汝功 89 岁，患脑梗死，回沪治疗休养。

2002 年 8 月 《陆瘦燕针灸医案医话》出版。

2003 年 1 月　朱汝功当选为上海市针灸学会第四届理事会高级顾问。

2006 年 10 月　上海中医药大学为纪念勋绩卓著的海上岐黄大家，特建“中医名家长廊”，重点介绍了陆瘦燕。

2007 年 6 月　陆瘦燕的针灸学说被编入新世纪全国高等中医药院校针灸推拿学专业教材《各家针灸学说》。

2008 年 6 月　朱汝功被聘为“近代名老中医经验集”丛书编纂委员会顾问。

2008 年 6 月　重辑再版《针灸正宗》第一集和第二集，定名为《陆瘦燕金针实验录》。

2009 年 11 月　“纪念陆瘦燕先生百年诞辰暨陆氏针灸学术思想交流大会”在上海召开。

2009 年 10 月 《中华中医昆仑 · 陆瘦燕卷》出版。

2009 年 10 月 《陆瘦燕朱汝功针灸带教录》《陆瘦燕朱汝功针灸医案选》出版。

2009 年 6 月　“陆氏针灸疗法”被列入上海市非物质文化遗产名录。

2011 年 7 月　上海中医药大学、上海中医药大学附属岳阳中西医结合医院、上海市针灸经络研究所等单位，隆重举行“朱汝功百岁华诞”庆贺盛会。

2011 年 5 月　“陆氏针灸疗法”被列入国家级非物质文化遗产名录。

2012 年 6 月 28 日　上海市卫生局（现上海市卫生健康委员会）、上海市中医药发展办公室发布〔沪卫〕中医（35）号文件，公布海派中医流派传承基地建设名单，其中“陆氏针灸”是首批 15 个海派中医流派传承研究基地之一。

2012 年 6 月　陆焱垚被上海市文化广播影视管理局任命为上海市非物质文化遗产“陆氏针灸疗法”代表性传承人。

2012 年 7 月　“陆氏中医针灸海拉尔传承中心”在内蒙古自治区呼伦贝尔市海拉尔区人民医院成立。

2012 年 8 月　“陆瘦燕名老中医工作室”在上海中医药大学附属龙华医院成立。

2012 年 12 月　“海派中医陆氏针灸流派传承研究基地”项目启动。

2014 年 6 月　“陆瘦燕朱汝功针灸集成”丛书出版。

2014 年 9 月　朱汝功被评为 2014 年“上海市十佳百岁风采寿星”。

2015 年 6 月　上海交通大学医学院附属第六人民医院吴耀持拜陆焱垚为师，成为“陆氏针灸”第四代入室弟子。

2016 年 4 月　上海“陆瘦燕针灸传承研究中心”揭牌。

2016 年 4 月　“陆瘦燕针灸传承研究中心”嘉定南翔分中心在上海市嘉定区南翔镇社区卫生服务中心挂牌成立。

2016 年 4 月　“陆氏针灸”故乡行暨“陆氏针灸”学术思想和临证经验研讨会在上海嘉定举办。

2016 年 5 月　国家级非物质文化遗产“陆氏针灸疗法”代表性传承人陆焱垚病故。

2016 年 11 月　海派中医流派传承系列丛书之《海派中医陆氏针灸》，由上海科学技术出版社出版。

2016 年 11 月　《陆氏针灸疗法 / 上海市国家级非物质文化遗产名录项目丛书》，由上海人民出版社出版。

2017 年 10 月　国家级非物质文化遗产“陆氏针灸疗法”创始人朱汝功病逝。

2017 年 11 月　海派中医学术流派系列图书之《陆氏针灸高正临证经验集》，由上海科学技术出版社出版。

2018 年 5 月　上海市虹口区“国医强优”三年行动计划（2018—2020 年）名中医工作室（站）建设项目——“陆瘦燕名中医”曲阳社区工作室成立。

2018 年 11 月　“陆瘦燕针灸传承研究中心”虹口曲阳分中心在上海市虹口区曲阳路街道社区卫生服务中心挂牌成立。

2019 年 11 月　国家级非物质文化遗产“陆氏针灸”和“朱氏一指禅推拿”大师邂逅学术报告会在上海市虹口区图书馆举办。

2019 年 11 月　“陆瘦燕针灸传承研究中心”长宁虹桥分中心在上海市长宁区虹桥街道社区卫生服务中心挂牌成立。

2020 年 7 月　“陆瘦燕针灸传承研究中心”普陀分中心在上海市普陀区长征镇社区卫生服务中心挂牌成立。

2020 年 9 月　“陆瘦燕针灸传承研究中心”松江分中心方松基地在上海市松江区方松街道社区卫生服务中心挂牌成立。

2020 年 10 月　陆李还从医 60 周年暨 86 岁华诞，会议在上海举办。

2020 年 12 月　国家级继续教育学习班“上海市中医药适宜技术社区推广与应用——‘陆氏针灸’学术专场”在上海市嘉定区南翔镇社区卫生服务中心举办。

2021 年 3 月　普陀区长征镇社区卫生服务中心“陆氏针芒行气法结合弩法治疗动眼神经麻痹”入选上海市社区中医药适宜技术项目。

2021 年 3 月　虹口区曲阳路街道社区卫生服务中心“陆氏针灸治疗压力性尿失禁”入选上海市社区中医药特色诊疗服务品牌。

2021 年 6 月　“陆瘦燕针灸传承研究中心”金山分中心在上海市金山区朱泾镇社区卫生服务中心挂牌成立。

2021 年 7 月　海派中医学术流派系列图书之《陆氏针灸苏肇家、谈月涓临床经验集》，由上海科学技术出版社出版。

2021 年 7 月　“陆瘦燕针灸传承研究中心”青浦分中心在上海市青浦区中医医院挂牌成立。

2021 年 7 月　“陆瘦燕针灸传承研究中心”青浦徐泾北大居教学基地在上海市青浦区北大居社区卫生服务中心挂牌成立。

2021 年 9 月　“陆瘦燕针灸传承研究中心”静安大宁分中心在上海市静安区大宁路街道社区卫生服务中心筹建。

2021 年 10 月　嘉定区外冈镇社区卫生服务中心“陆氏针灸特色疗法治疗干眼症的临床疗效观察”入选上海市嘉定区卫健委科研项目。

2021 年 11 月　上海“陆瘦燕针灸传承研究中心”迁徙至上海市嘉定区南翔镇社区卫生服务中心。

2021 年 12 月　“陆氏针灸”文博馆在上海市嘉定区南翔镇社区卫生服务中心开馆。

2022 年 4 月　国家级继续教育学习班“上海市中医药适宜技术社区推广与应用——‘陆氏针灸’学术专场”在上海市长宁区虹桥街道社区卫生服务中心举办。

2022 年 11 月　上海市卫生健康委员会、上海市中医药管理局发布沪卫中发〔2022〕23 号文件，公布上海市中医药文化宣传教育基地建设名单，其中“陆氏针灸”文博馆作为“陆氏针灸”文化传承宣教基地入选上海市中医药文化宣传教育基地。

2022 年 12 月　“陆氏针灸”文博馆建设成效与科普宣传项目荣获第十三届上海中医药科技奖科学技术普及奖一等奖。

2023 年 2 月　高正从医 70 周年暨 90 岁华诞，会议在上海举办。

2023 年 3 月　“陆瘦燕针灸传承研究中心”宝山分中心淞南基地在上海市宝山区淞南镇社区卫生服务中心挂牌成立。

2023 年 4 月 “陆瘦燕针灸传承研究中心”奉贤分中心在上海市奉贤区西渡街道社区卫生服务中心挂牌成立。

2023 年 7 月 《陆氏针灸教学门诊医案选集》由上海科学技术出版社出版。

2023 年 7 月 上海市嘉定区南翔镇社区卫生服务中心举办第一届“陆氏针灸”非遗体验日活动。

2023 年 10 月 “陆氏针灸”文博馆入选上海市嘉定区爱国主义教育基地。

2023 年 10 月 “陆瘦燕针灸传承研究中心”静安基地在上海市静安区大宁路街道社区卫生服务中心挂牌成立。

2023 年 12 月 “陆氏针灸”文博馆（2.0 版）恢复开馆。

2024 年 7 月 上海市嘉定区南翔镇社区卫生服务中心举办第二届“陆氏针灸”非遗体验日活动。

2024 年 11 月 “陆瘦燕针灸传承研究中心”徐汇枫林分中心在上海市徐汇区枫林街道社区卫生服务中心挂牌成立。

2025 年 2 月 “陆氏针灸”文博馆入选全国中医药文化宣传教育基地。

2025 年 3 月 30 日 《“陆氏针灸”文博馆图文鉴赏》一书编委会会议在上海嘉定南翔举办。

脉络谱系篇

第一代

奠基者　李培卿

第二代

创始人　陆瘦燕　朱汝功

第三代

陆氏家族嫡系传人　陆筱燕　顾礼华　陆李还　陆利霞　陆利芳　陆焱垚　陆　明　陆　伦

陆氏入室弟子　高　正　王佐良　周今兮　俞恒星　李元吉　徐左一　余仁寿　严绍曾　王碧华　杨钧伯　闵淑石　俞启昌　屈春水　章石羽　吉文俊　汪德芳　胥伯麟

陆瘦燕、朱汝功针灸学习班学员（排名不分先后）

王伯川　赵容海　石小平　金哲夫　尤益人　朱济仁　王燕娱　王惠娱　陈德尊　王天赖　徐玉声　王家齐　蒋芝园　杨友林
严以平　施正华　潘宏川　季秀琴　朱桂初　张润悦　陈佩侠　翁　霖　仲克敏　李爱芳　范德馨　苏肇家　谈月涓　王志煜
毛世屏　张时宜　钱竹青　马永贞　万家宝　万家珍　梁绍昌　梁坚白　王毓琴　屠　瑛　朱道正　陶学淳　陈鸣峰　徐国光
李雪珍　李雪珠　叶毓瑛　余悦莲　曹雯美　王美英　李萼英　牟绪孝　赵美珍　宋友章　叶肖麟　严瑞兰　吴国璋　方文洁
吴绍德　吴蕴柔　魏秀英　费一峰　吴立峰　夏德颐　钱钊生　陆月华　姚仲毅　吴万选　殷静倩

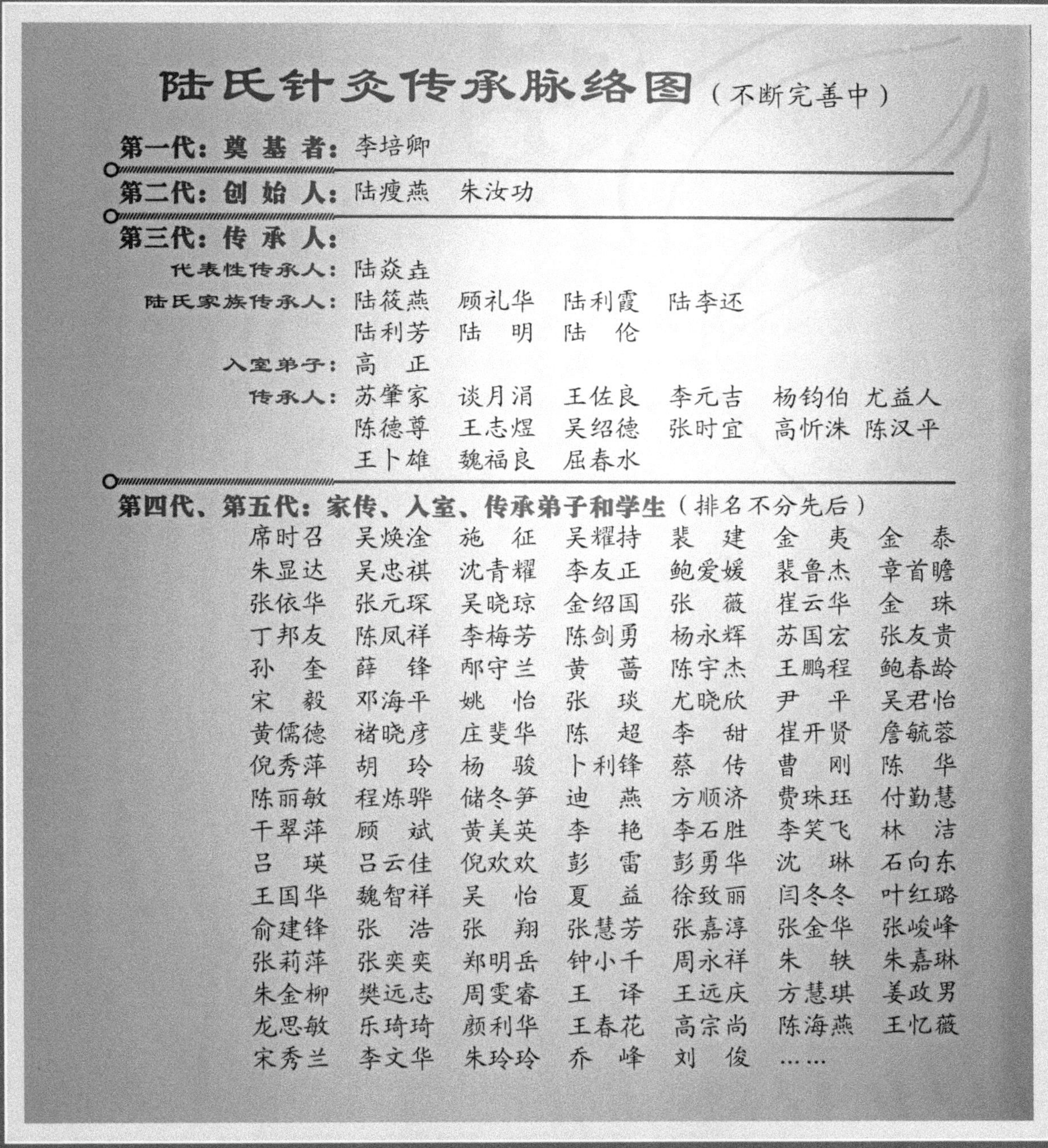

陆氏针灸传承脉络图（不断完善中）

第一代：奠 基 者： 李培卿

第二代：创 始 人： 陆瘦燕　朱汝功

第三代：传 承 人：

代表性传承人：陆焱垚

陆氏家族传承人：陆筱燕　顾礼华　陆利霞　陆李还　陆利芳　陆　明　陆　伦

入室弟子：高　正

传承人：苏肇家　谈月涓　王佐良　李元吉　杨钧伯　尤益人　陈德尊　王志煜　吴绍德　张时宜　高忻洙　陈汉平　王卜雄　魏福良　屈春水

第四代、第五代：家传、入室、传承弟子和学生（排名不分先后）

席时召　吴焕淦　施　征　吴耀持　裴　建　金　夷　金　泰
朱显达　吴忠祺　沈青耀　李友正　鲍爱媛　裴鲁杰　章首瞻
张依华　张元琛　吴晓琼　金绍国　张　薇　崔云华　金　珠
丁邦友　陈凤祥　李梅芳　陈剑勇　杨永辉　苏国宏　张友贵
孙　奎　薛　锋　邴守兰　黄　蔷　陈宇杰　王鹏程　鲍春龄
宋　毅　邓海平　姚　怡　张　琰　尤晓欣　尹　平　吴君怡
黄儒德　褚晓彦　庄斐华　陈　超　李　甜　崔开贤　詹毓蓉
倪秀萍　胡　玲　杨　骏　卜利锋　蔡　传　曹　刚　陈　华
陈丽敏　程炼骅　储冬笋　迪　燕　方顺济　费珠珏　付勤慧
干翠萍　顾　斌　黄美英　李　艳　李石胜　李笑飞　林　洁
吕　瑛　吕云佳　倪欢欢　彭　雷　彭勇华　沈　琳　石向东
王国华　魏智祥　吴　怡　夏　益　徐致丽　闫冬冬　叶红璐
俞建锋　张　浩　张　翔　张慧芳　张嘉淳　张金华　张峻峰
张莉萍　张奕奕　郑明岳　钟小千　周永祥　朱　轶　朱嘉琳
朱金柳　樊远志　周雯睿　王　译　王远庆　方慧琪　姜政男
龙思敏　乐琦琦　颜利华　王春花　高宗尚　陈海燕　王忆薇
宋秀兰　李文华　朱玲玲　乔　峰　刘　俊　……

·“陆氏针灸”传承脉络图（不断完善中）

安徽中医药大学进修医生 高忻洙

新中国针灸学研究社及针灸函授班学员 张文光 戴学敏 孔汇隆 熊彩华等

上海中医药大学受教学生（排名不分先后）

单联莲 罗玲玲 周 红 张少珍 徐 宗 章扬茂 赵 光 曹佩珊 吕菊梅 朱明清 王新琴 曹彩英 张月兰 彭芝云
杨文英 谢华英 戴毅君 严玉薇 薛秀玲 钱黛华 周玉艳 胡玉华 李德英 梁慧丽 顾妙珍 邹美华 张灿华 张曼华
孙丽娟 蔡心琴 戚似筠 王玲芳 袁杏娣 姚菊英 赵德珠 陈慧玉 陈文娟 俞兰英 吕 珍 吴月琴 徐华娣 张君英
梁玲娣 陈根娣 李燕萍 范瑞云 陈玉琴 石燕华 赵玉美 胡丽梅 王文锦 李新娣 王秀琴 居贤水 王爱馨 崔仁杰
王荣琴 陈秀珍 吴继芬 赵洛匀 王秀芳 杨明珠 蔡仙珍 沈秀英 洪曼英 朱明丽 郑惠田 徐玉珍 顾月华 王卜雄
陈 雪 赵增午 胡雨田 卜庆贞 陈汉平 孙吉山 许国光 储维忠 钟莎莉 张效禹 时培凤 顾学诺 熊译孙 屠天纯
王文静 张淑莲 董明瑜 杨 蓁 刘 炎 王若水 张礼邦 魏福良 周信华

第四代与第五代

陆氏家族嫡系传人 金 夷 金 泰 席时召 朱显达

“陆氏针灸疗法”国家级非物质文化遗产名录申请人 吴焕淦

入室弟子、传承弟子（排名不分先后）

吴焕淦 吴耀持 裴 建 施 征 崔云华 金 珠 陈宇杰 吴忠祺 沈青耀 李友正 鲍爱娟 裴鲁杰 章首瞻 费忠凯
许德贵 何敖法 刘惠珍 仁惠芬 姚润泉 周龙宝 魏明勋 朱桂华 龚远志 张金兴 张尧珍 周桂珍 赵荣华 朱根宝

杨贵宏　张依华　张元琛　吴晓琼　金绍国　张　薇　成凤祥　李梅芳　陈剑勇　孟万庆　金芳芳　庄　琴　徐碧涛　曹静珠
沈林芳　鲍春龄　宋　毅　邓海平　朱　毅　梁　艳　赵　玲　吴　凡　盛昭园　郑巧平　郭建荣　阮志宏　王月琴　韩仁祺
王　译　周雯睿　樊远志　左文英　曾令旨　王鹏程　崔开贤　詹毓蓉　倪秀萍　张兴元　焦建秀　田秉星　郄玉兰　唐佐阳
张皆佳　李文珍　朱　勇　李丽会　丁邦友　陆明珍　赵稚容　赵绍容　潘志聪　葛文潮　温德凯　于善永　姚　怡　张　琰
胡　玲　杨　骏　李　梦　王琴玉　唐　巍　李学慧　孙开满　胡国胜　李　磊　冯建国　杨永清　翟道荡　张　岚　赵加增
陈　坚　吴学飞　孙德利　黄　诚　肖　达　李石良　王景辉　张韦江　王伟民　郭尧杰　胡丽娜　洪海国　胡　军　杨晓蓓
刘自力　李　洁　黄永平　沙立新　喻国雄　章健明　梁　军　殷之放　王　宇　陈跃来　邹一超　倪伟民　徐世芬　刘慧荣
施　茵　王晓梅　周次利　沈卫东　张华梅　吴春欢　杨永晖　苏国宏　张友贵　孙　奎　周忠良　黄学勇　陈　浩　周永祥
朱嘉琳　程炼骅　叶红璐　黄美英　俞建锋　夏　益　迪　燕　沈　琳　张金华　卜利锋　李　艳　吕　瑛　陈丽敏　吕云佳
方顺济　徐致丽　李笑飞　魏智祥　吴　怡　干翠萍　石向东　顾　斌　蔡　传　张峻峰　彭勇华　曹　刚　张慧芳　张莉萍
张　浩　朱　轶　费珠珏　林　洁　张　翔　闫冬冬　朱金柳　陈　华　王国华　彭　雷　储冬笋　张嘉淳　张奕奕　钟小千
刘　俊　李石胜　付勤慧　倪欢欢　郑明岳　乔　峰　朱玲玲　陈凤祥　杨永辉　薛　锋　邴守兰　黄　蕾　尤晓欣　李文华
宋秀兰　王忆薇　陈海燕　高宗尚　王春花　颜利华　乐琦琦　龙思敏　姜政男　方慧琪　王远庆

第六代

尹秀珍　李含梅　靳朝霞　许晶晶

"陆氏针灸"百年流传，历代传人众多，海内外遍布，名单遗漏不全或错误难免，为此我们还在不断努力找寻，并完善增添和补充。

实景展示篇

踏入“陆氏针灸”文博馆的实景展示区，映入眼帘的是当年陆瘦燕在上海滩声名鹊起的“陆瘦燕针灸诊所”的真实场景。这一复原之作，基于曾在八仙桥“陆瘦燕针灸诊所”执业的“陆氏针灸”传人及陆氏家族成员的共同回忆，由专业团队精心复制与还原而成。

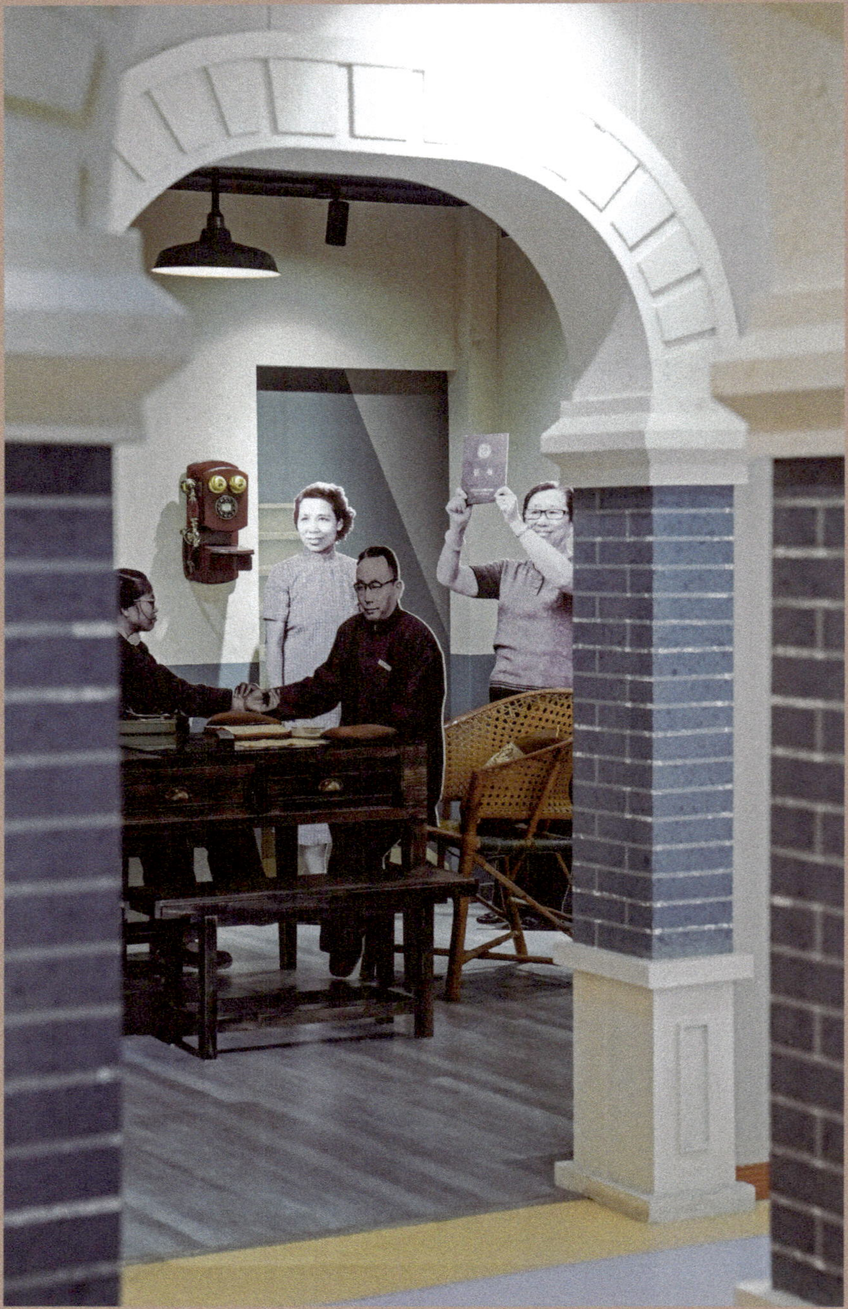

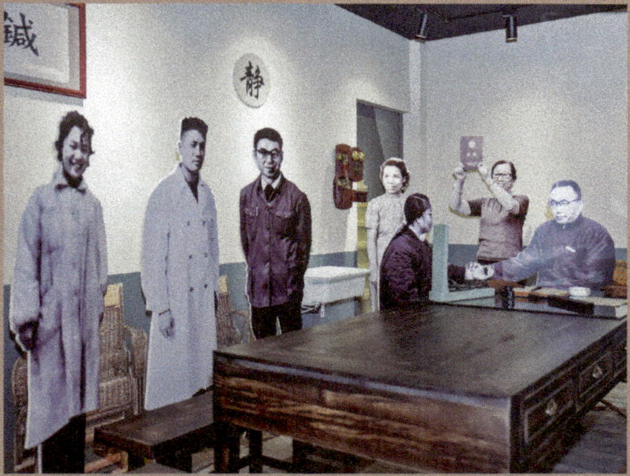
静
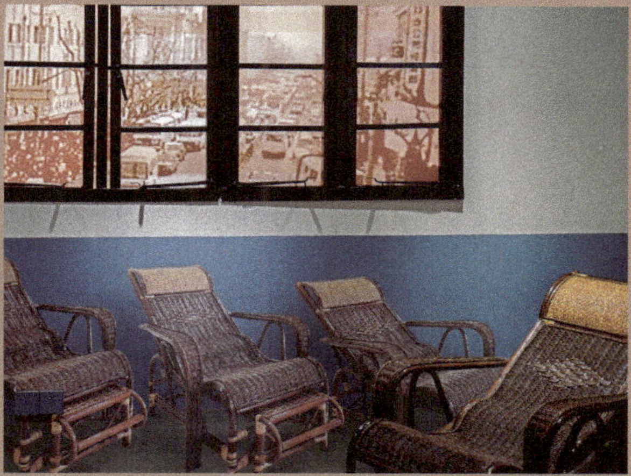
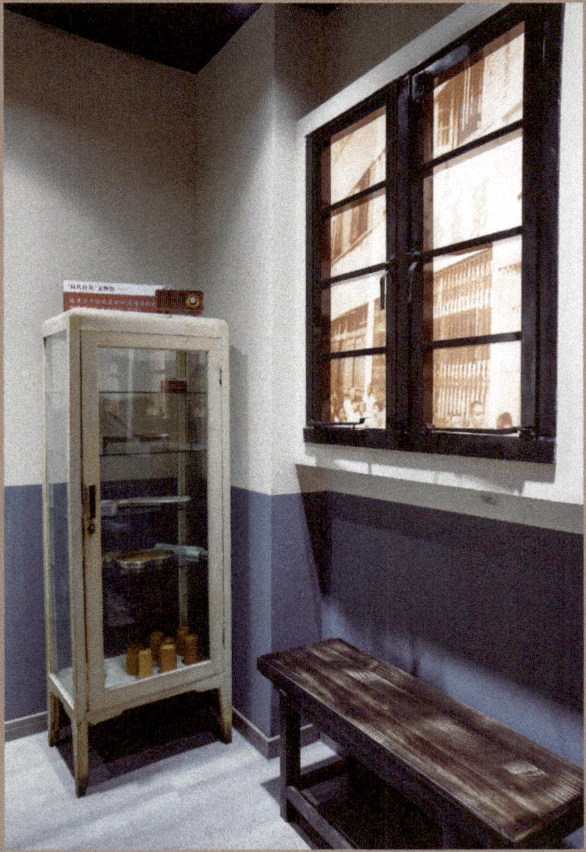
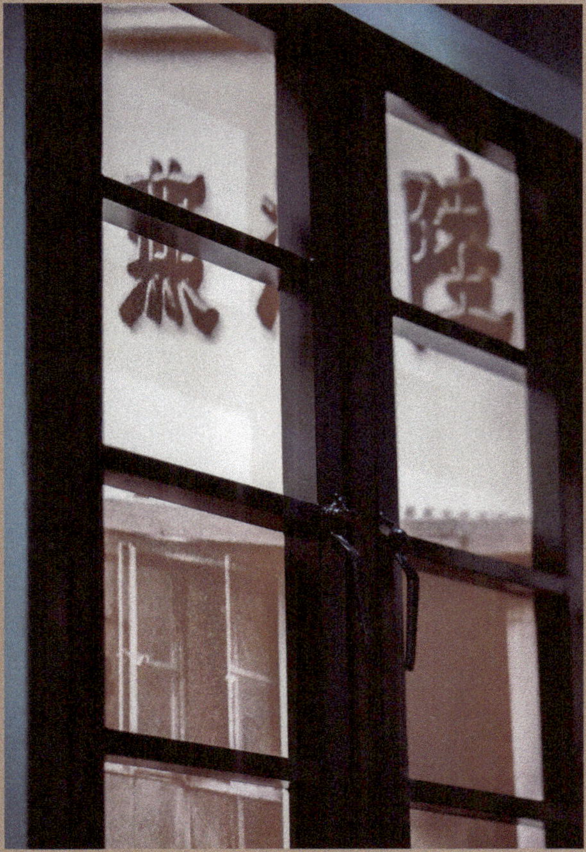

早年的“陆瘦燕针灸诊所”坐落于上海市原嵩山区金陵东路 119 号（介于嵩山路与望亭路之间），位于一幢三层沿街楼房内。其中，一楼用作诊所，二楼设有火罐治疗室、客厅及餐厅，三楼则辟为书房与卧室。在每日的诊疗工作间隙后，陆瘦燕常在三楼休憩。此外，一、二、三层之间均设有亭子间，专供消毒针具之用。

一楼门诊区域占地 100 余平方米，划分为三个功能区域：临街的隔间用作挂号处和候诊室，面积约为 30 平方米；中央区域为治疗室，室内中央摆放一张大长桌，长桌东侧设有陆瘦燕的专用座椅，围绕长桌分布数张长凳。陆瘦燕座椅前的案头两侧各置一只脉枕，供患者诊脉之用，左右可各容纳一位患者，右侧患者席位旁为高正的专座。因高正擅长书法，能临摹陆瘦燕的字体，故部分患者需开方时，由陆瘦燕口述，高正执笔书写。学生们则分散于长桌周围，负责撰写初诊病史、测量血压等辅助工作。治疗室与挂号处、候诊室之间以一堵嵌有磨砂玻璃窗的木板墙相隔，木板墙西侧设有一扇连通门。治疗室的东墙和南墙边各置一排宽大长凳，供已叫号但未轮到治疗的患者等候。当时小儿麻痹症流行，许多患儿由家长怀抱前来就诊，便坐在东墙前的长凳上接受治疗。这些长凳在门诊繁忙时，亦作为临时卧位，供患者仰卧或俯卧治疗。治疗室西北两侧靠墙摆放十余张藤式躺椅，椅下配有可伸缩的搁脚架，以适应不同治疗体位。北墙东侧设有门通往第三间或经楼梯上楼，第三间面积最小，七八平方米，内设三张竹榻，铺有棉垫和被单，专供卧位患者治疗使用。

1 | 2

1 · 2 ·“陆氏针灸”文博馆之实景展示厅

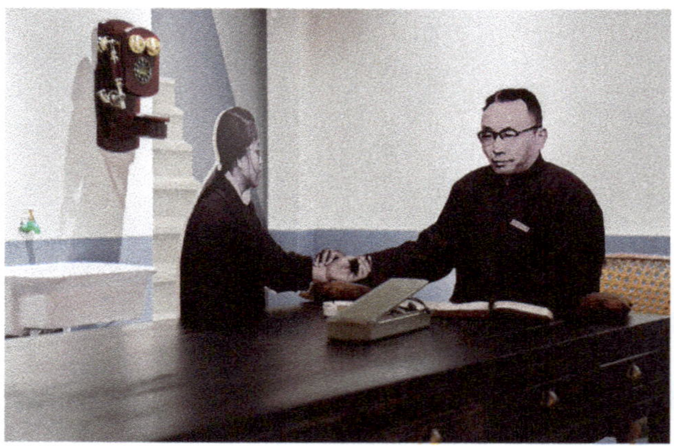

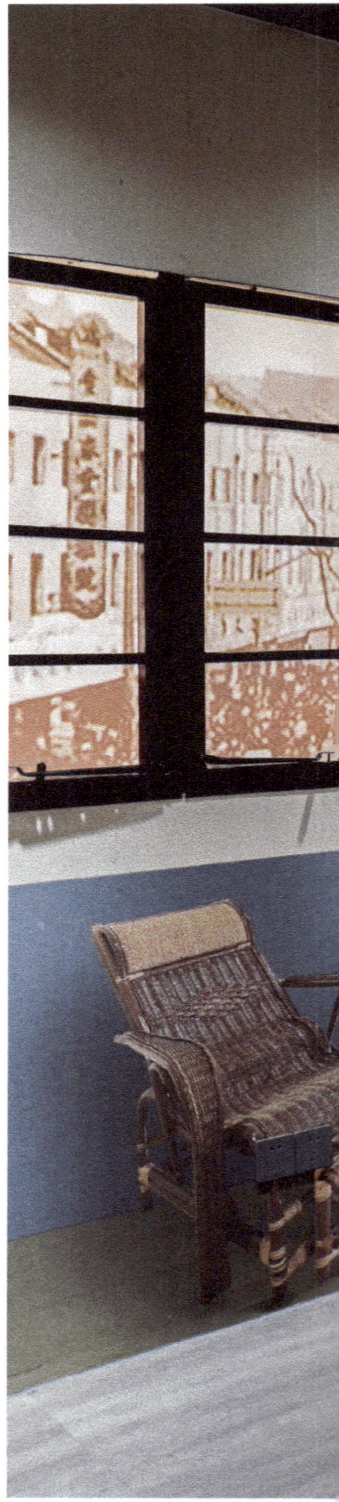

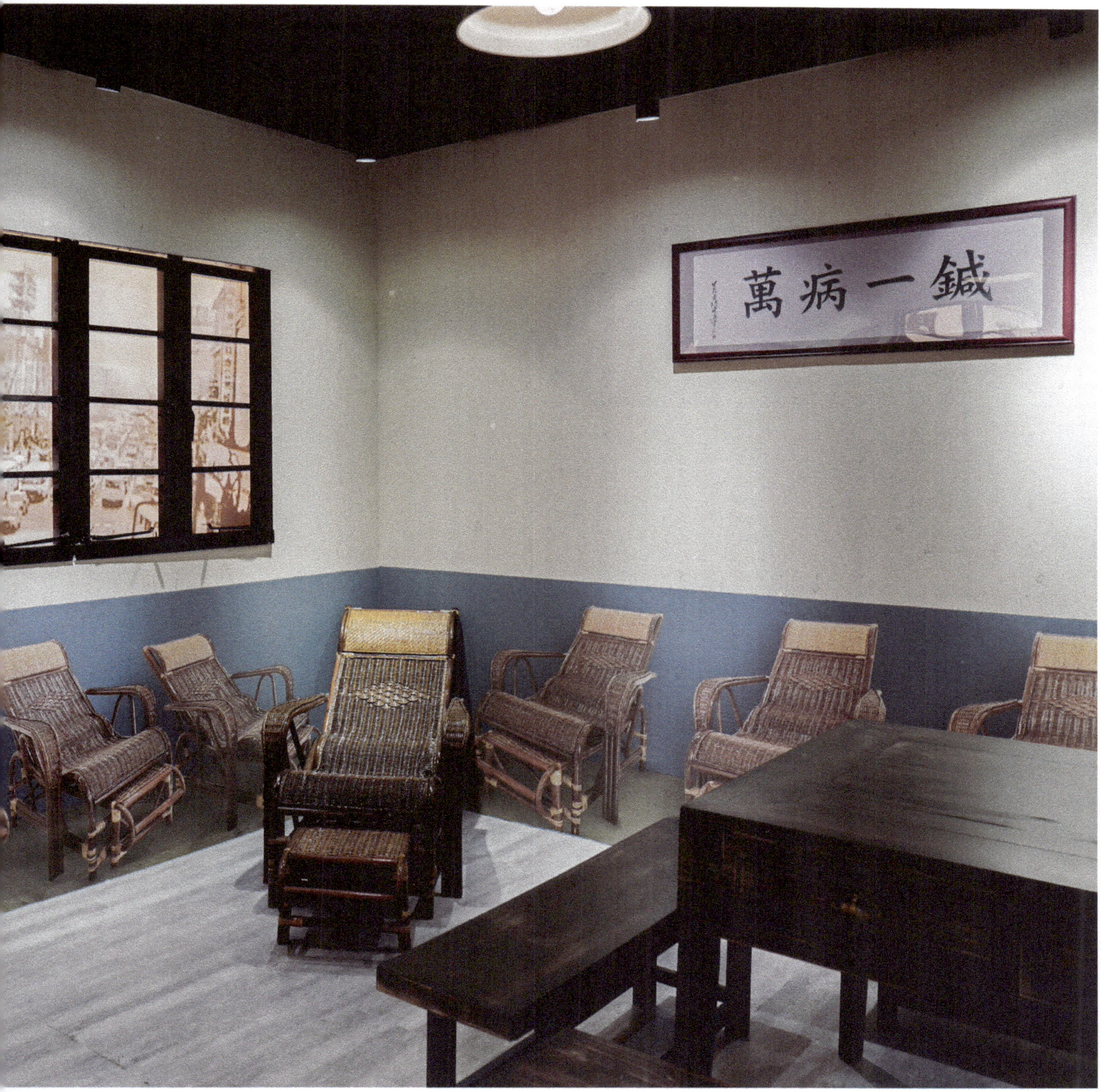
萬病一鍼

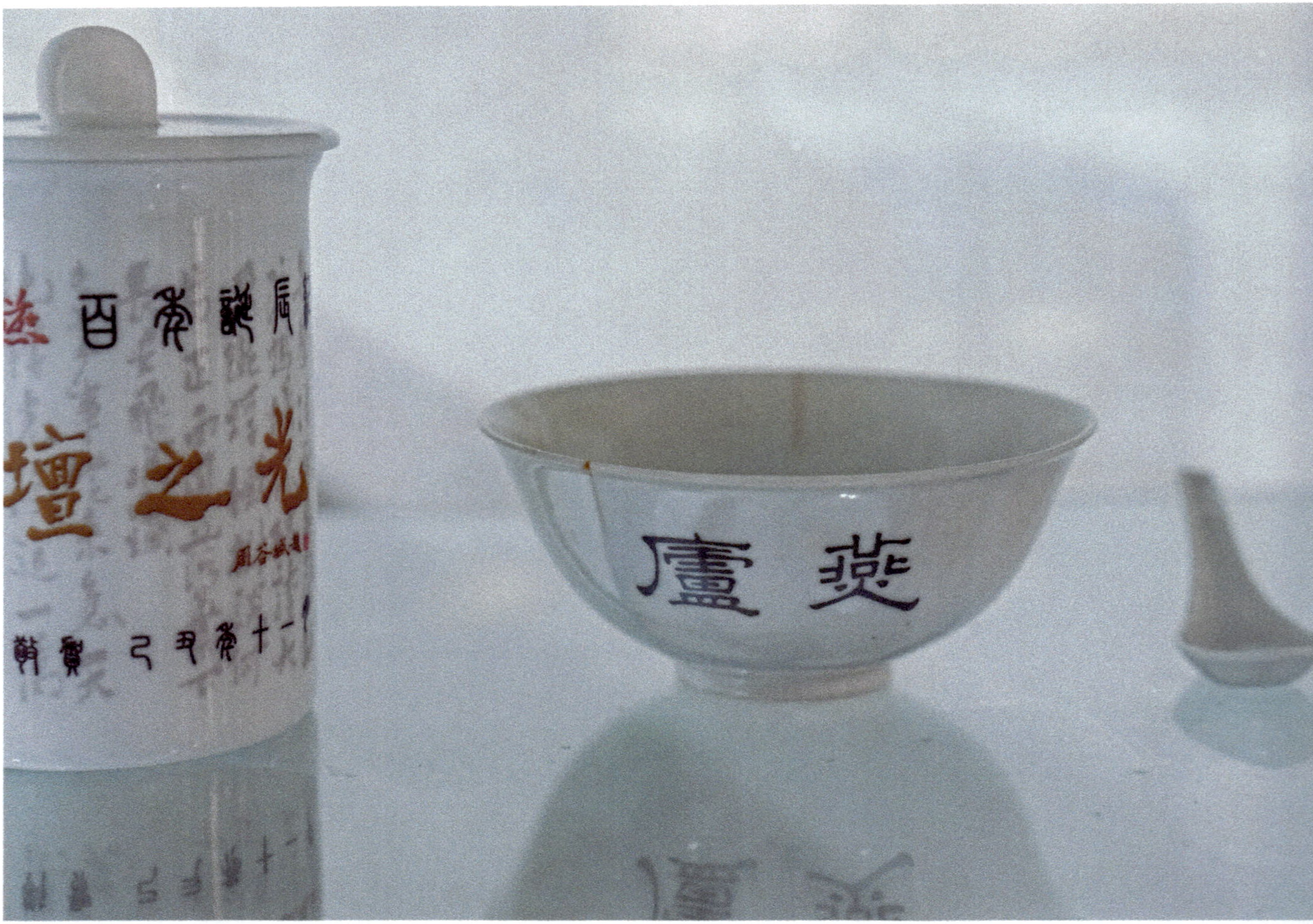

· 陆瘦燕、朱汝功当年使用过的物品

门诊首先由徐玉声负责喊号，每批有五六十位患者。患者们按照号码分别坐在陆瘦燕左右两侧，手持病卡，静待诊疗。陆瘦燕通常从左侧第一位患者开始，依次进行望、闻、问、切，撰写针灸处方后，患者便持病卡离开，前往躺椅或卧位处等待治疗。空出的座位随即由下一位患者补上，陆瘦燕接着为右侧的患者进行诊察，如此左右交替，直至第一批患者全部诊察完毕。此时，陆瘦燕会稍作休息，喝口茶，起身洗手，随后开始治疗环节。与此同时，学生们依据处方，从东墙的小儿麻痹症患者开始，逐一对其肢体穴位进行酒精棉球消毒；接着，按照陆瘦燕的指示，从西墙躺椅处的患者开始，裸露出需针灸的穴位，一一消毒，再引导患者进入卧位治疗室进行穴位消毒，如此循环往复。

陆瘦燕依照消毒顺序依次展开治疗。紧随其后的弟子手托针盘，以便陆瘦燕随时取针；另有几位弟子则忙于在针柄上安装艾绒。工友阿大师傅则依次点燃艾绒，待其燃尽后，针冷却下来。此时，由汪德芳负责起针，完成整个治疗流程（她同时也负责针具的整理与消毒）。整个过程流畅有序，有条不紊。每当一位患者治疗结束，下一位患者随即补位，待消毒完毕，陆瘦燕已从卧位治疗室走出，开始新一轮治疗。其工作效率极高，最多时半天内可诊治三四百名患者。

一轮治疗结束后，陆瘦燕才得以坐下稍作休憩，点上一支烟，轻啜几口茶，借此舒缓身心。治疗完毕的患者则前往二楼进行拔火罐，拔罐工作当年由胥伯令和张时宜主要负责，其他同学有时也会协助。他们严格遵循陆瘦燕的医嘱，精准实施拔罐（陆瘦燕在病卡上均详细标注了拔罐的具体穴位名称）。

陆瘦燕诊所的拔罐疗法独具特色，当年所使用的火罐是由铜和锌铁皮精心制成。在拔罐前，先需用面粉揉制一个大面团备用。拔罐时，从面团上取下一小团，手工捏制成直径五六厘米的面饼，逐一贴敷于需拔罐的穴位或病变部位。接着，取一小片纸对折并点燃，迅速投入火罐中，待火焰旺盛时，立即将火罐扣在面饼上，火罐便牢牢吸附于体表。尽管这种方法（类似于投火法）如今已较为罕见，但其显著优势在于，即便体表凹凸不平，面饼也能确保火罐稳固吸附，从而有效提升治疗效果。

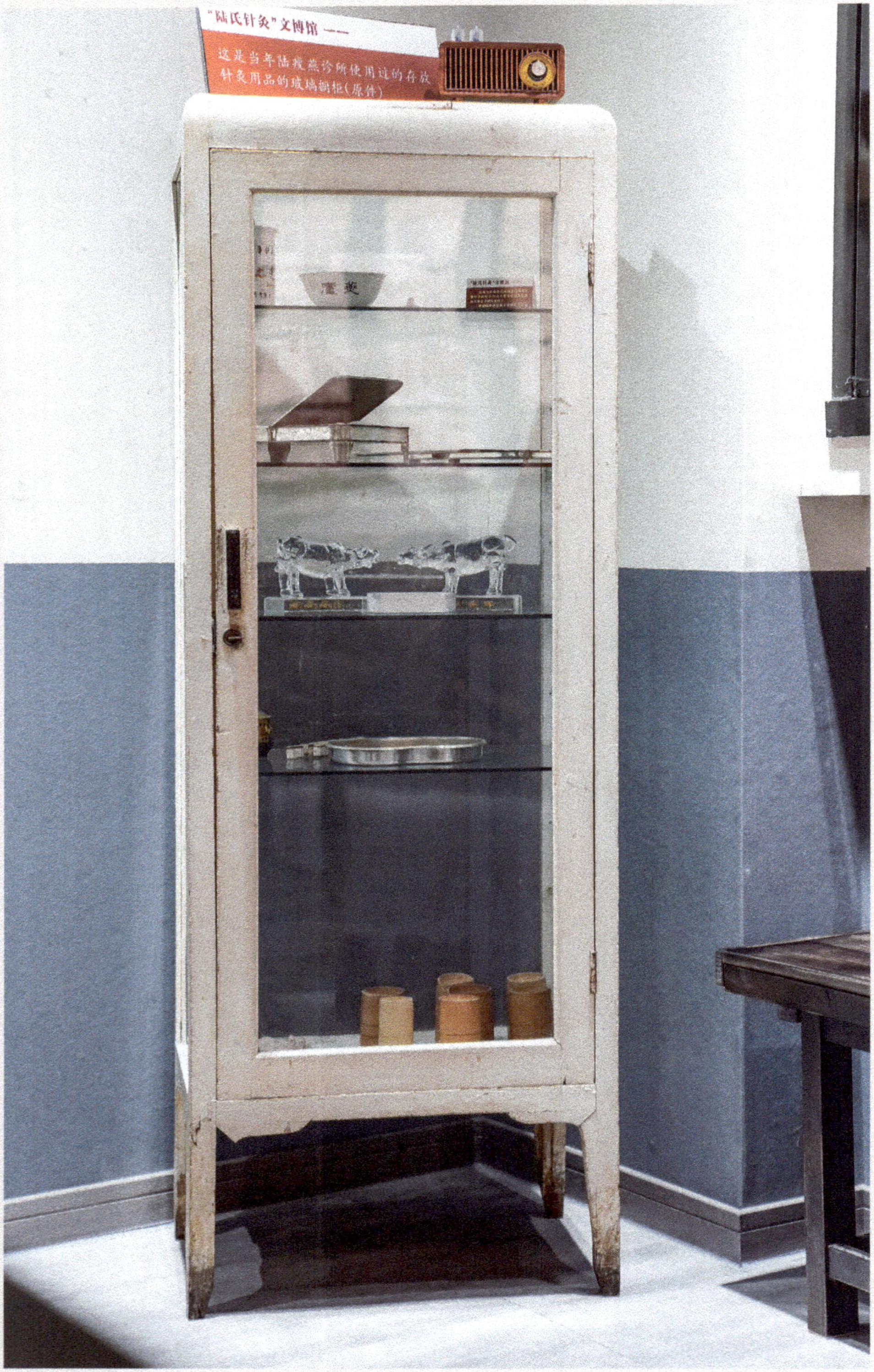
“陆氏针灸”文博馆 ——
这是当年陆瘦燕诊所使用过的存放
针灸用品的玻璃橱柜(原件)

“陆氏针灸”文博馆的实景展示区内，木制长桌上陈列着当年陆瘦燕使用过的钢笔和笔记本，以及他亲手书写的处方笺。墙上悬挂着一块“万病一针”的横匾，格外醒目，令人不禁联想到陆瘦燕对其针灸特色诊疗技术的坚定自信，以及他所强调的针灸疗法适用范围之广泛。

“陆氏针灸”文博馆最引人瞩目的镇馆之宝，无疑是实景展示馆中那存放针具的玻璃柜。该柜乃当年陆瘦燕针灸诊所遗留的珍贵遗物，历经近百年风雨。2021年，由“陆氏针灸”嫡系传人、陆瘦燕之子、近代流派传承导师陆李还慷慨捐赠，最终落户“陆氏针灸”文博馆，成为馆中珍藏品。柜内陈列的金质针灸针与出诊针灸盒，皆为原物。置身此景，伴随着昔日上海滩十里洋场的喧嚣叫卖声，仿佛时光倒流，再度步入当年“陆瘦燕针灸诊所”的现实画卷。

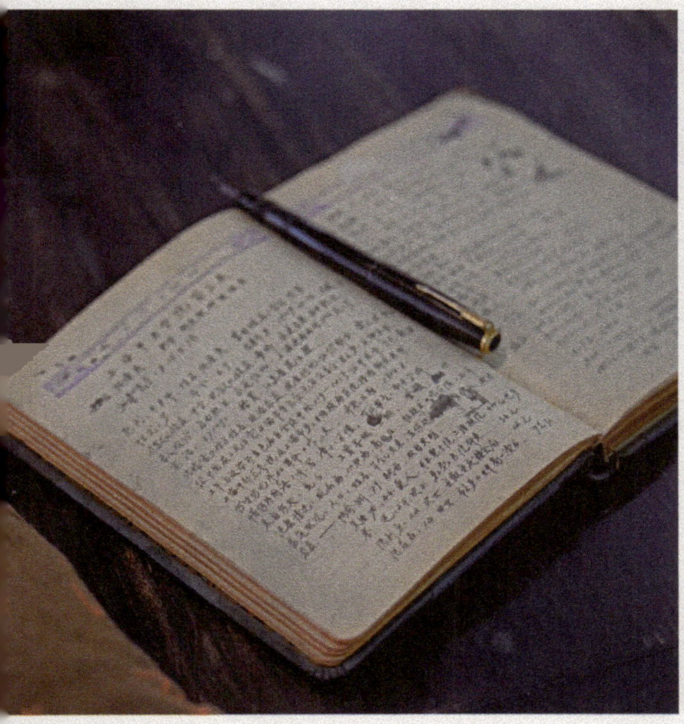

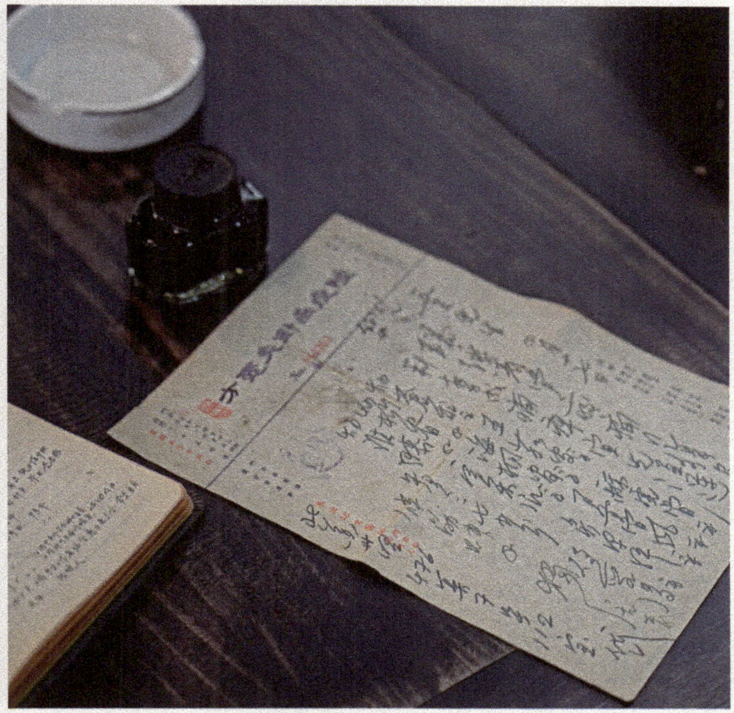

1 | 2 | 3

1 · 陆瘦燕当年使用过的橱柜

2 · 陆瘦燕使用过的钢笔与笔记本

3 · 陆瘦燕书写的处方笺

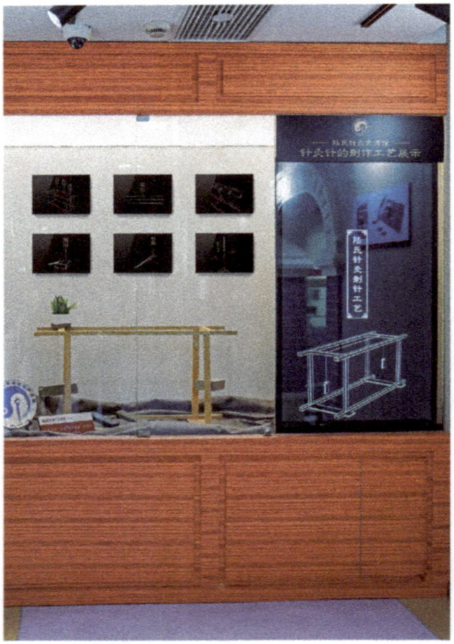

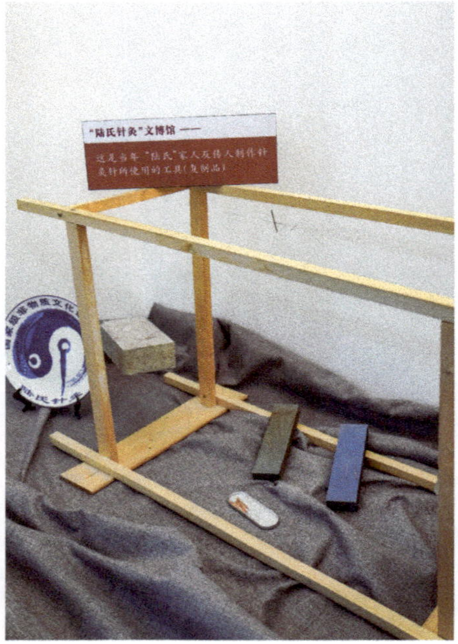

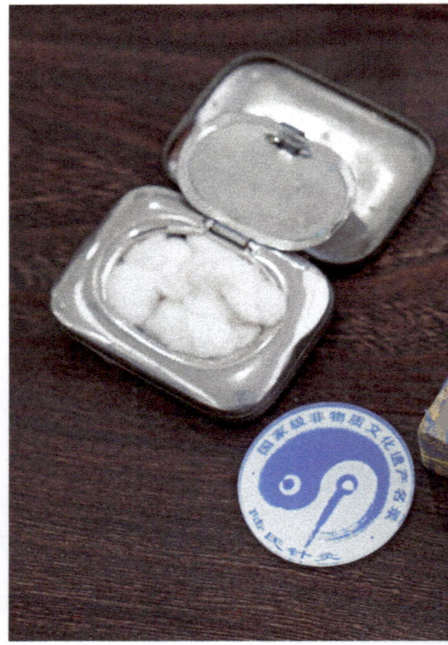

1	2	3	4
			5

1 ·“瘦燕式”针灸针制作工艺
2 · 陆氏家人及传人制作针灸针所使用的工具（复制品）
3 · 陆瘦燕当年使用的金针
4 ·“瘦燕式”针灸针
5 ·“瘦燕式”针灸针制作工艺

走出实景展示馆，拐角处循环播映的是用三维制作的当年陆家自己制作针灸针的影片。通过拉丝、针柄缠铜丝、剪裁以及针尖打磨等工序，凸显了“瘦燕式”针灸针与众不同的特点。

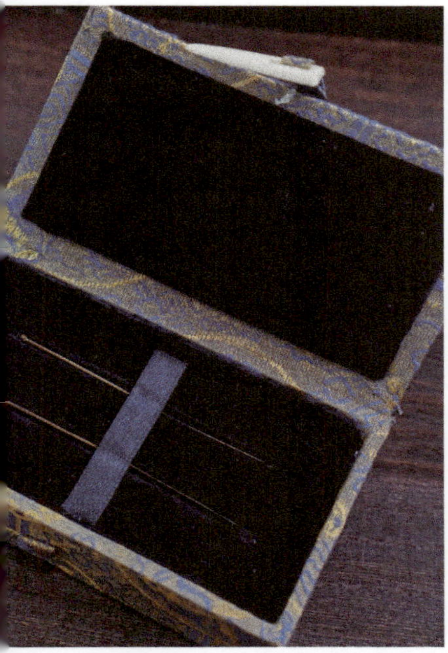

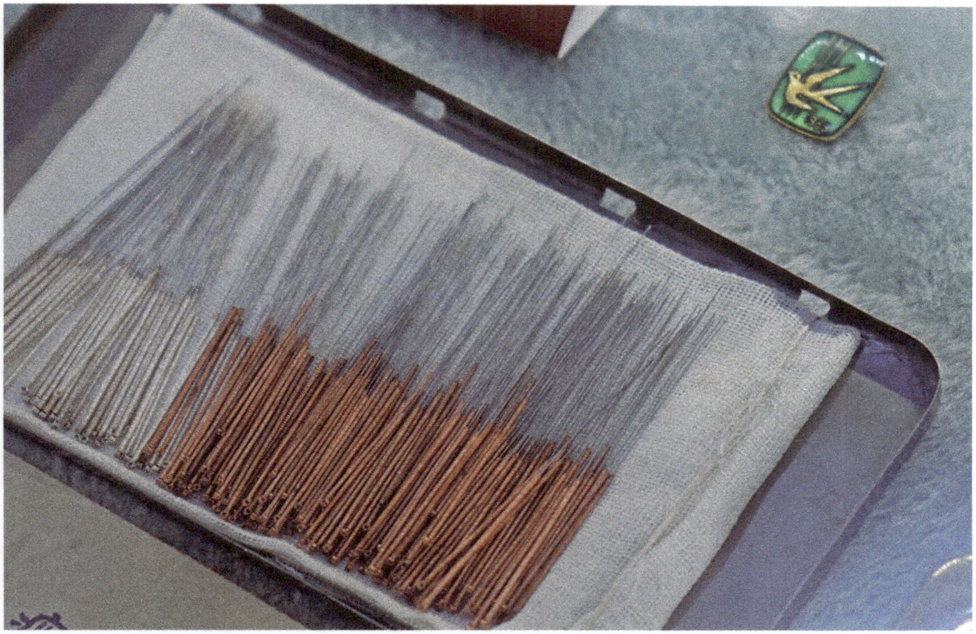

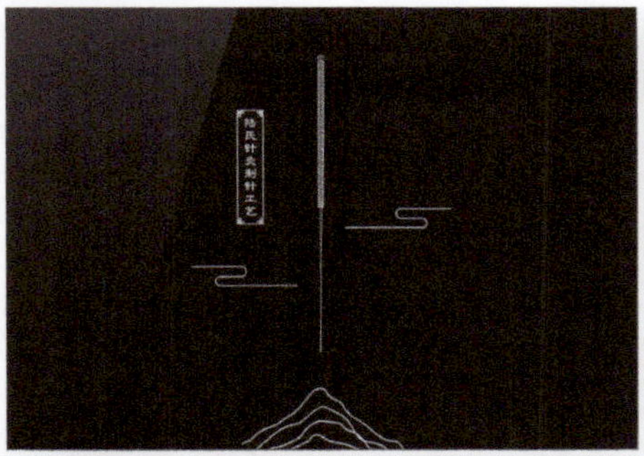
陆氏针灸制针工艺

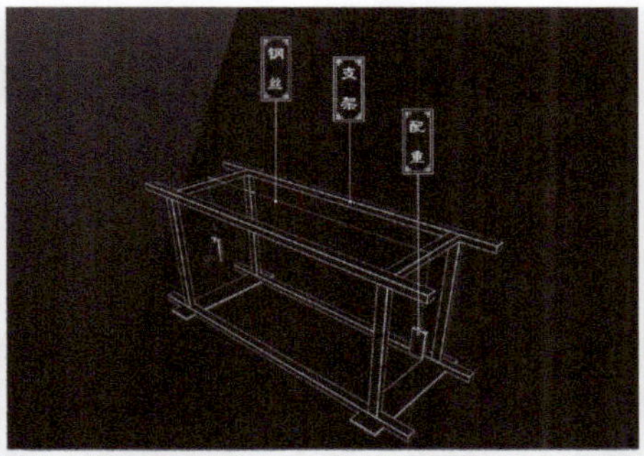
铜丝
支架
配重

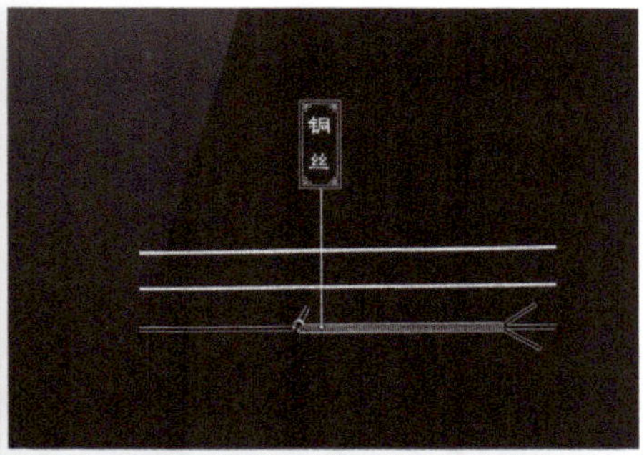
铜丝

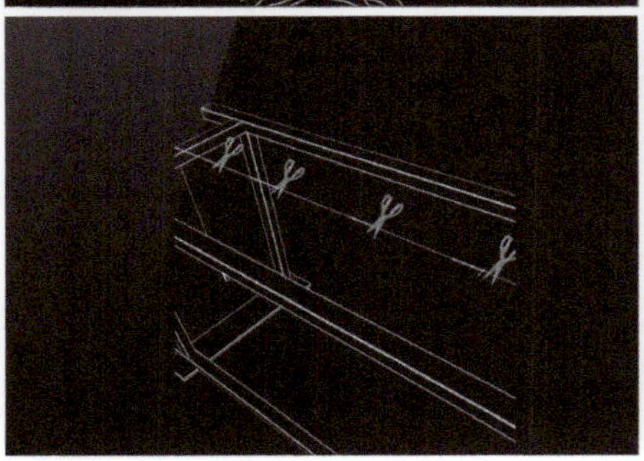

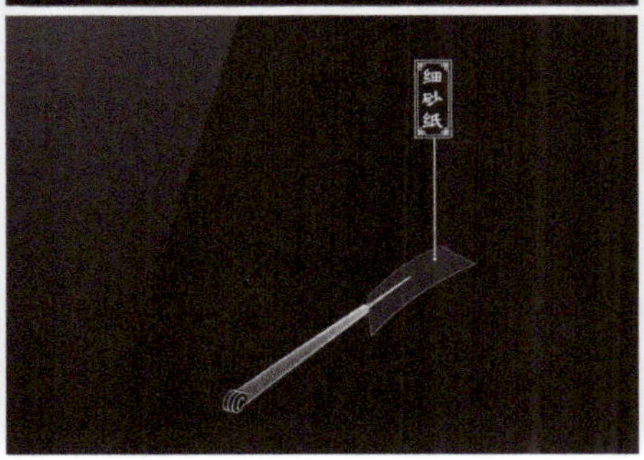
细砂纸

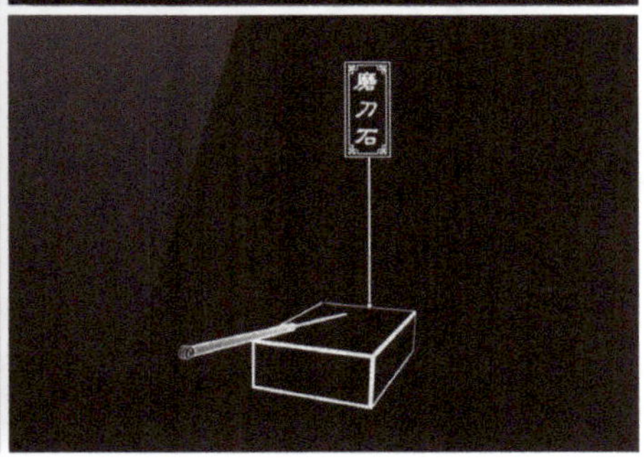
磨刀石

笔墨情怀篇

陆瘦燕不仅是蜚声中外的针灸大师、我国针灸高等教育的奠基人，更是一位卓越的书法家，其笔下的板桥体广受赞誉。在陆氏短暂的 60 年生涯中，他与亲朋好友、领导同仁、知己挚友、弟子门生，通过笔墨交流，畅谈友情、切磋技艺、抒发情感、体悟人生。此板块中，亦收录了众多行业翘楚的书法佳作，如陆焱垚、高正、秦亮甫、陈汉平及苏肇家等人的作品。

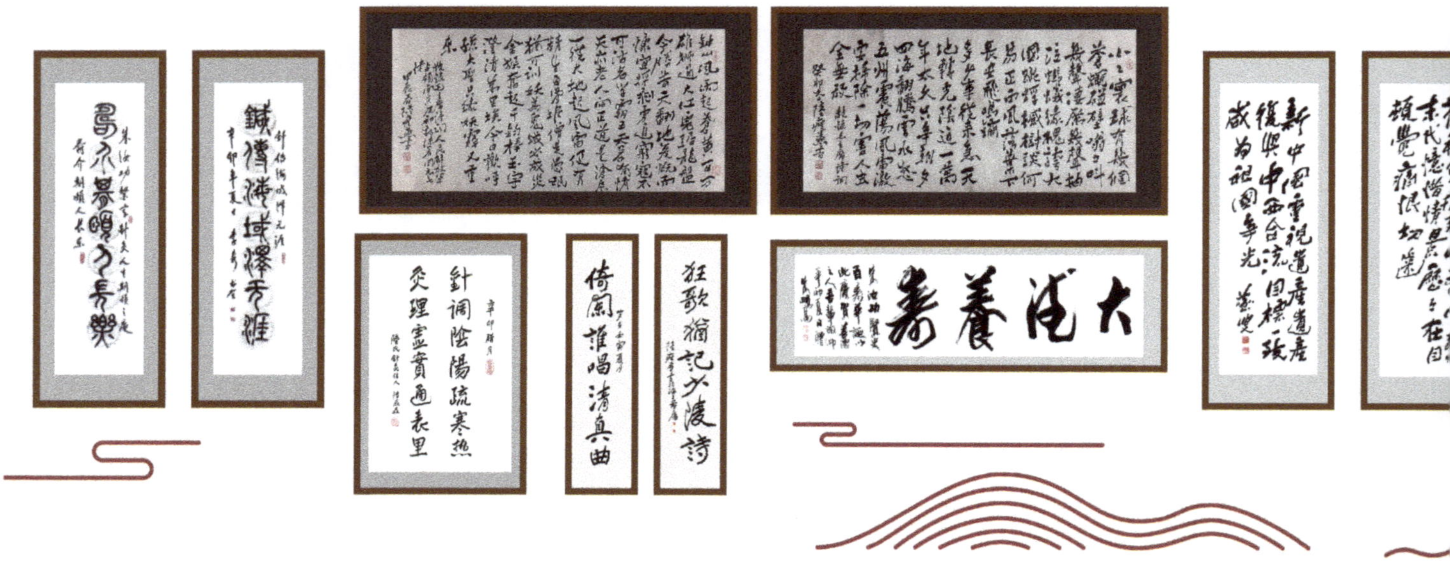

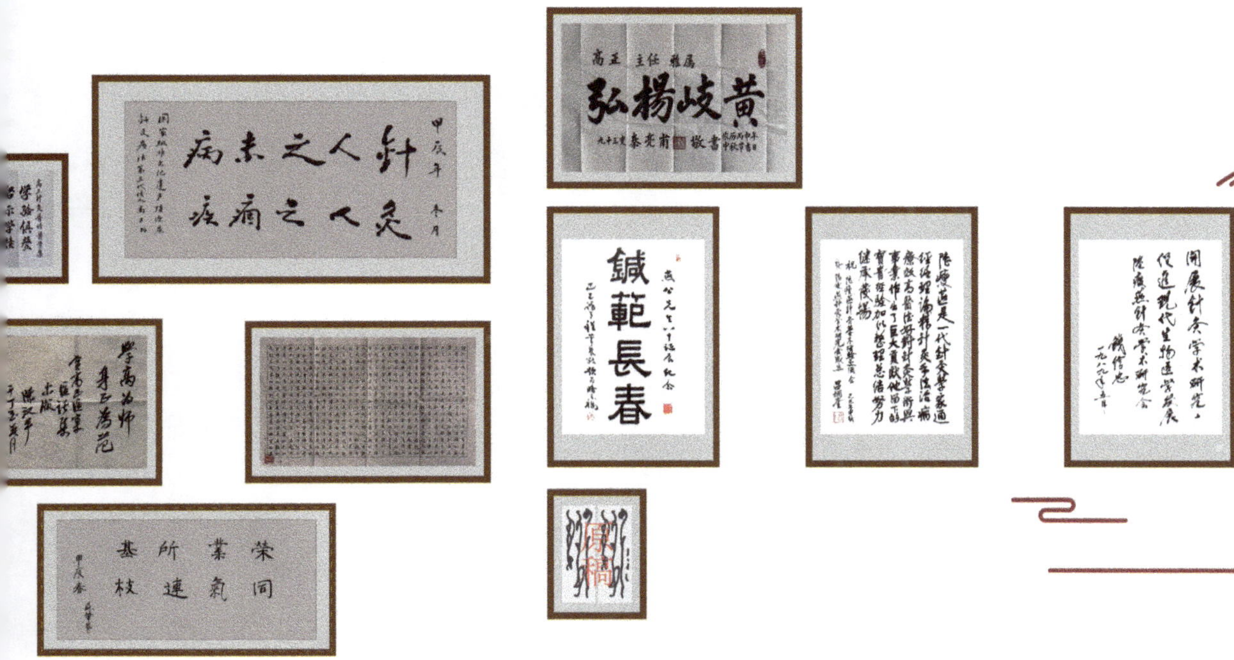

「陆氏针灸」之——笔墨情怀

“陆氏针灸”之笔墨情怀展厅

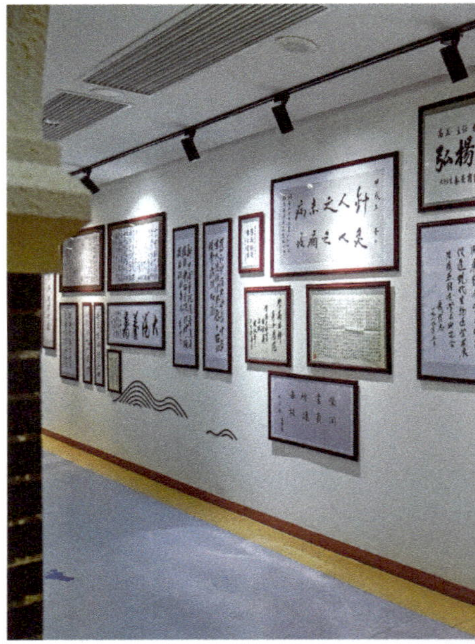

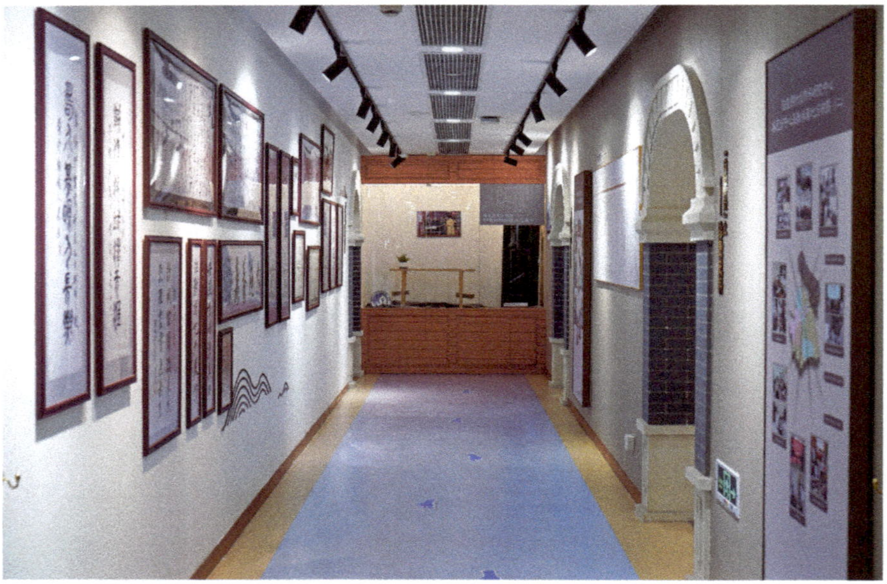

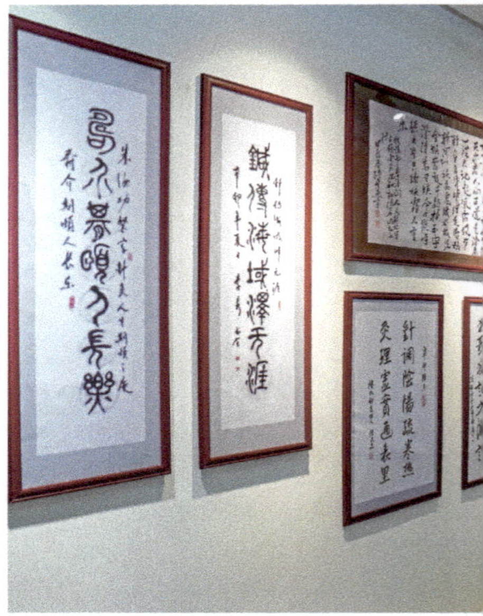

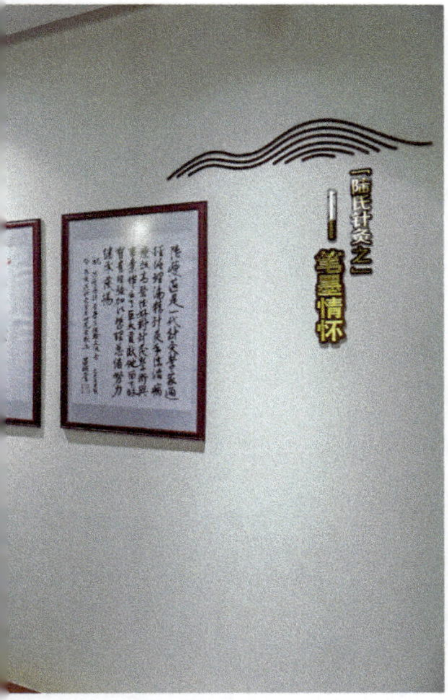
「陆氏针灸之」
笔墨情怀

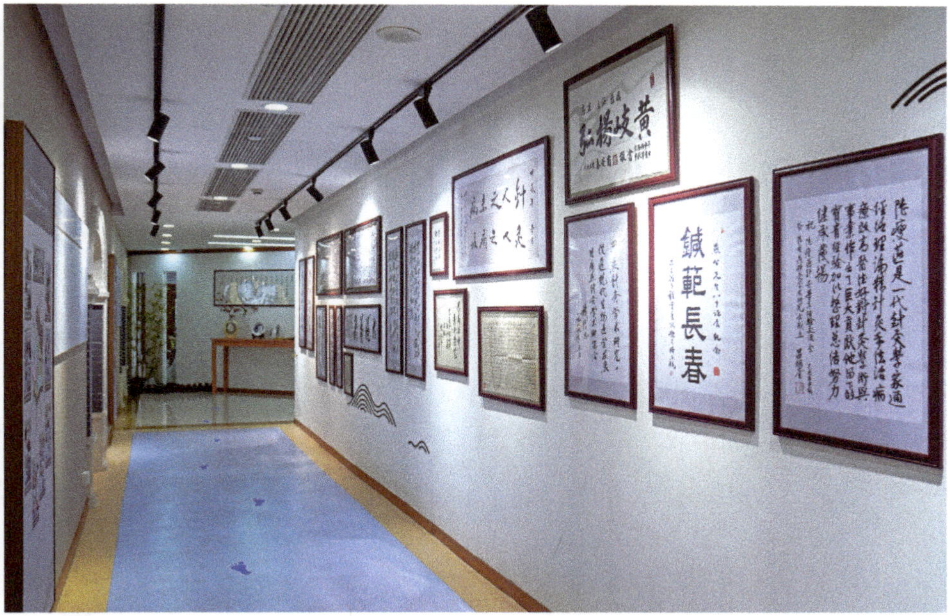
鍼範長春

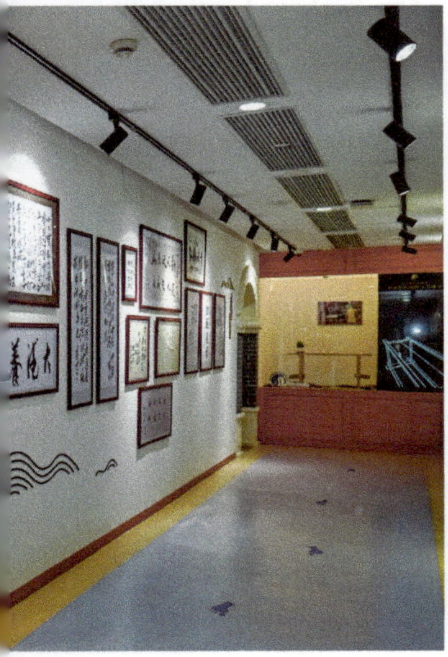

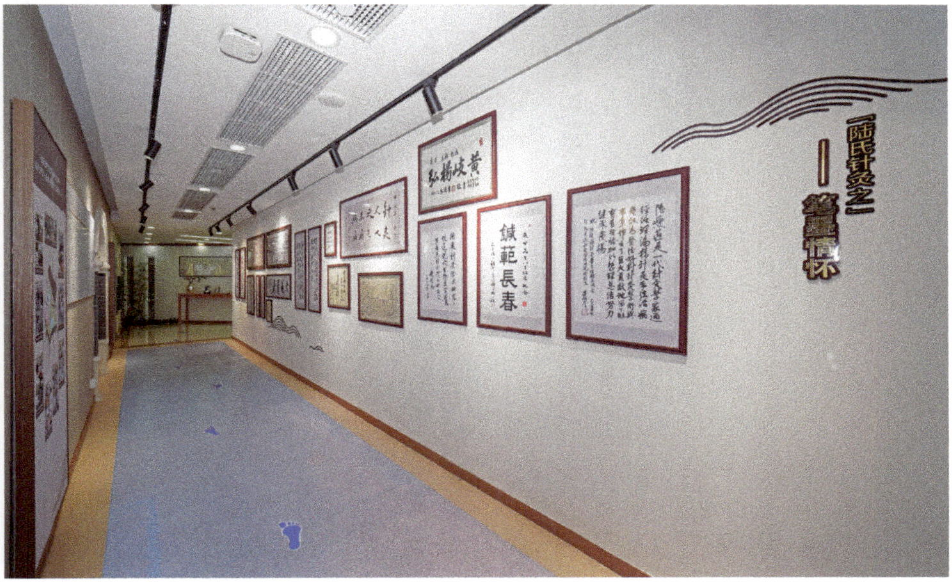
「陆氏针灸之」
笔墨情怀
鍼範長春

陆瘦燕书法作品

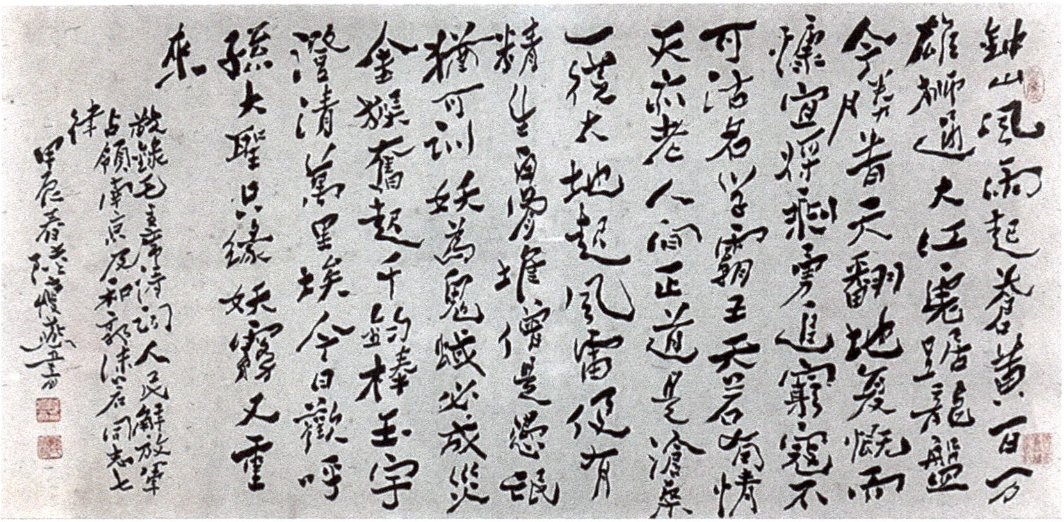
钟山风雨起苍黄百万
雄狮过大江虎踞龙盘
今胜昔天翻地覆慨而
慷宜将剩勇追穷寇不
可沽名学霸王天若有情
天亦老人间正道是沧桑
一从大地起风雷便有
精生白骨堆僧是愚氓
犹可训妖为鬼蜮必成灾
金猴奋起千钧棒玉宇
澄清万里埃今日欢呼
孙大圣只缘妖雾又重
来
敬录毛主席诗词人民解放军
占领南京及和郭沫若同志七
律
甲辰春 陆瘦燕书

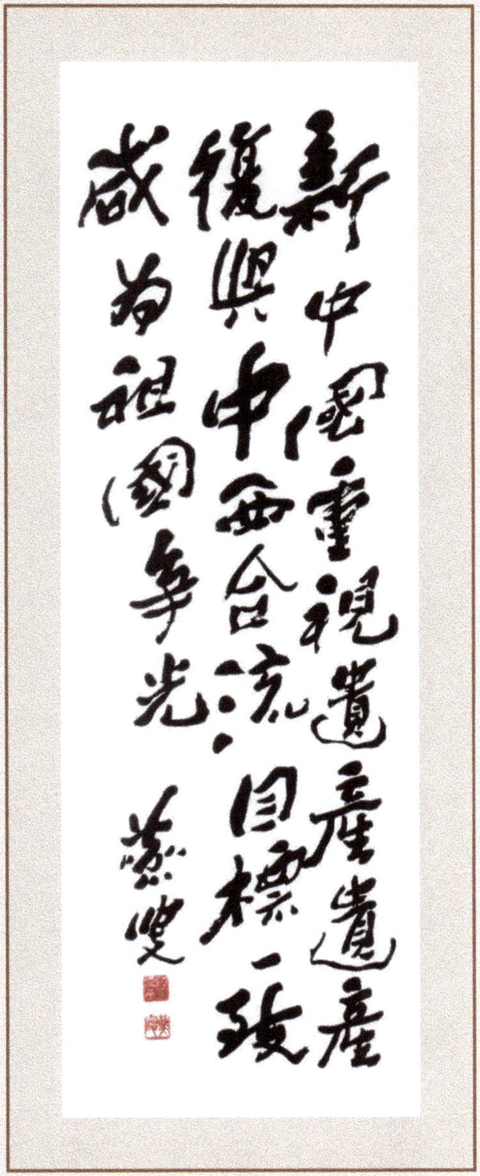
新中國重視遺產遺產
復興中西合流目標一致
咸為祖國爭光

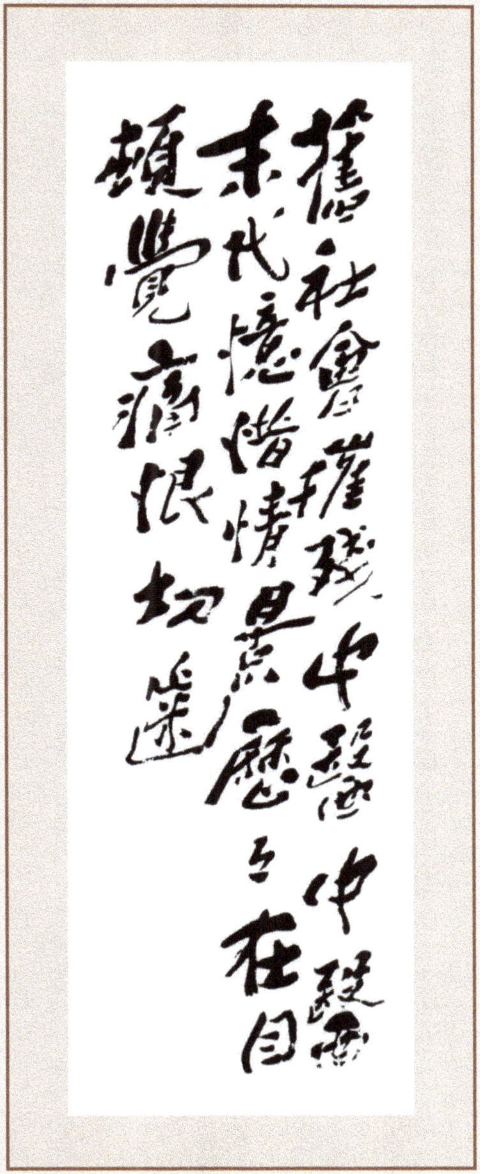
舊社會摧殘中醫中醫
末代憶昔情景歷歷在目

陆焱垚书法作品

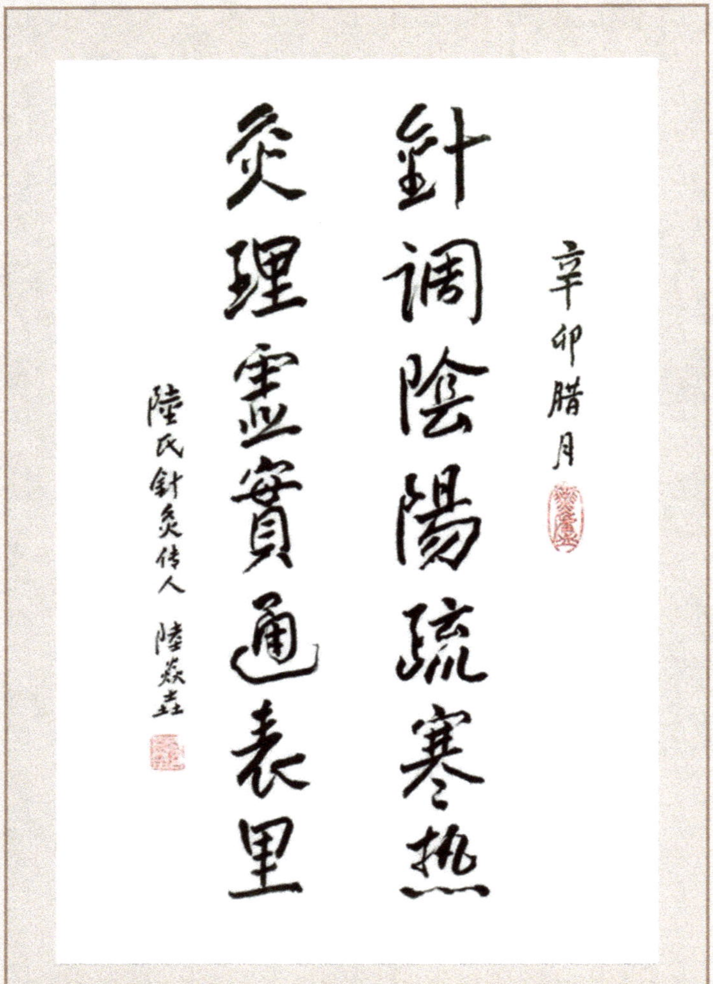

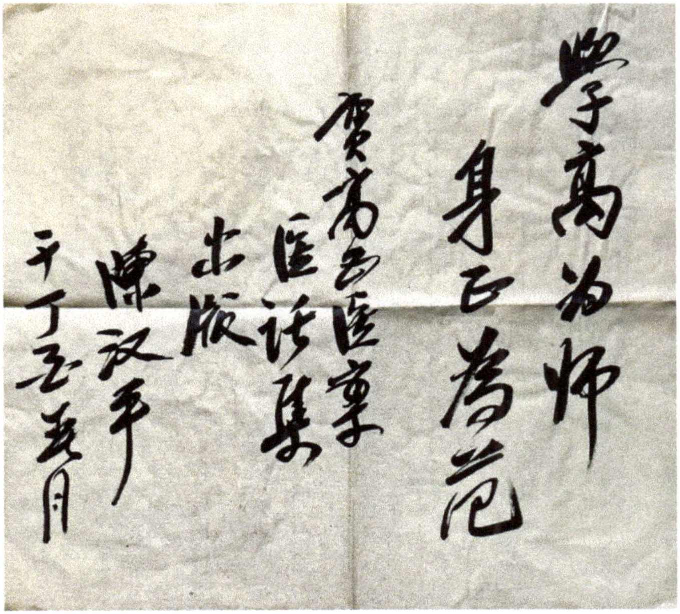
学高为师
身正为范
出版
陈汉平

秦亮甫书法作品

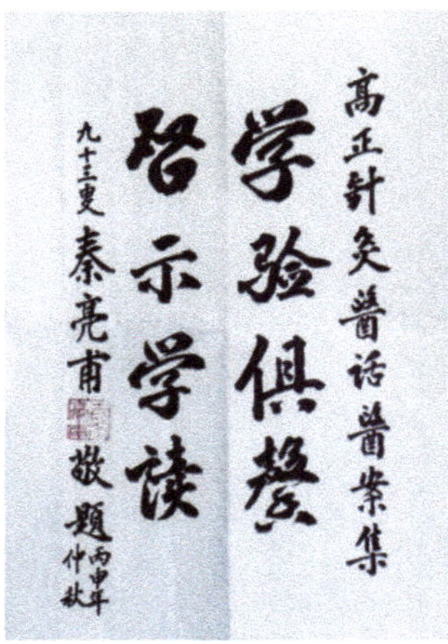
高正针灸医话医案集
学验俱丰
启示学读
九十三叟秦亮甫敬题
丙申年仲秋

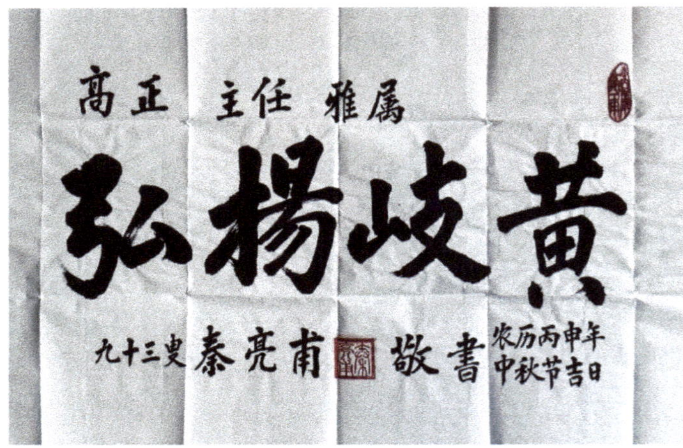
高正 主任 雅属
弘楊岐黃
九十三叟秦亮甫敬書
农历丙申年中秋节吉日

高远书法作品

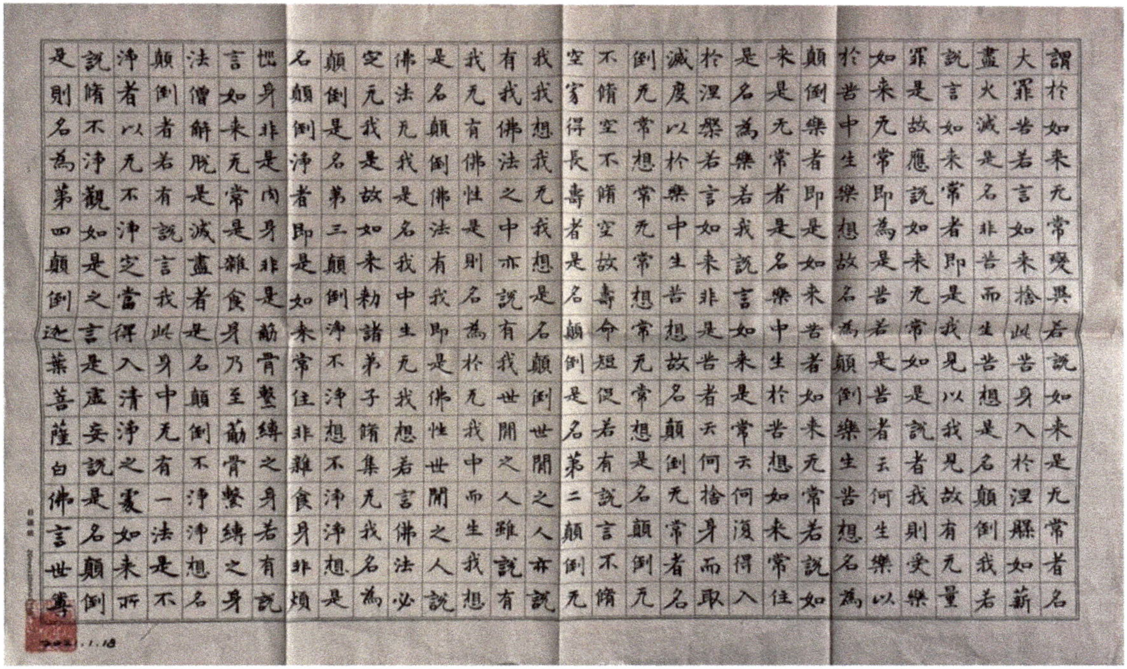

苏肇家书法作品

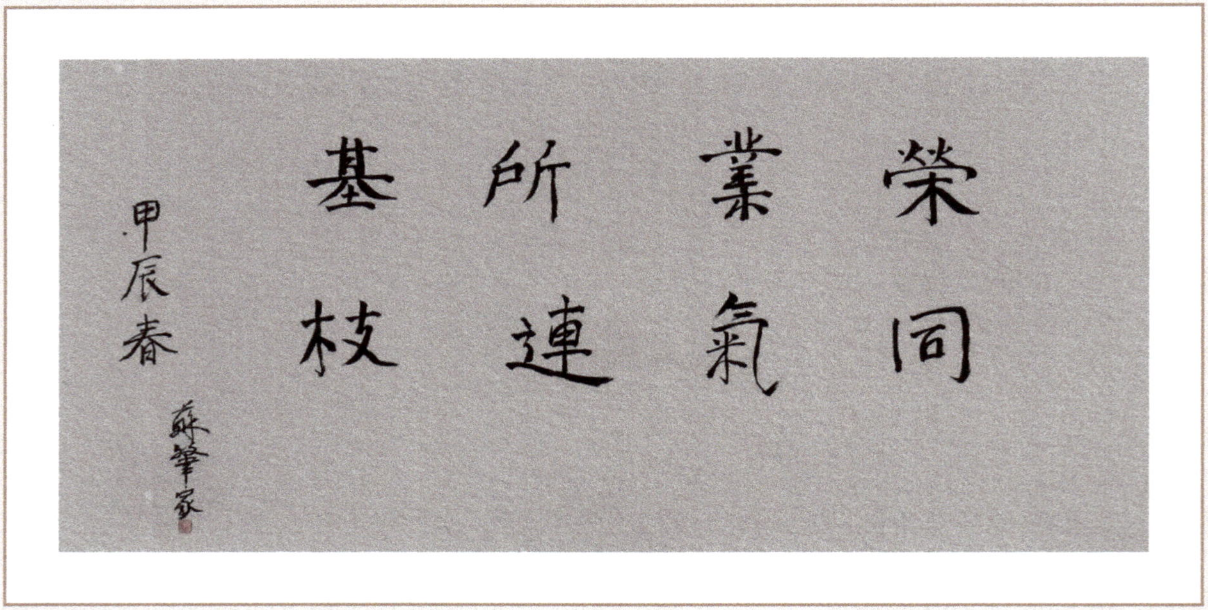

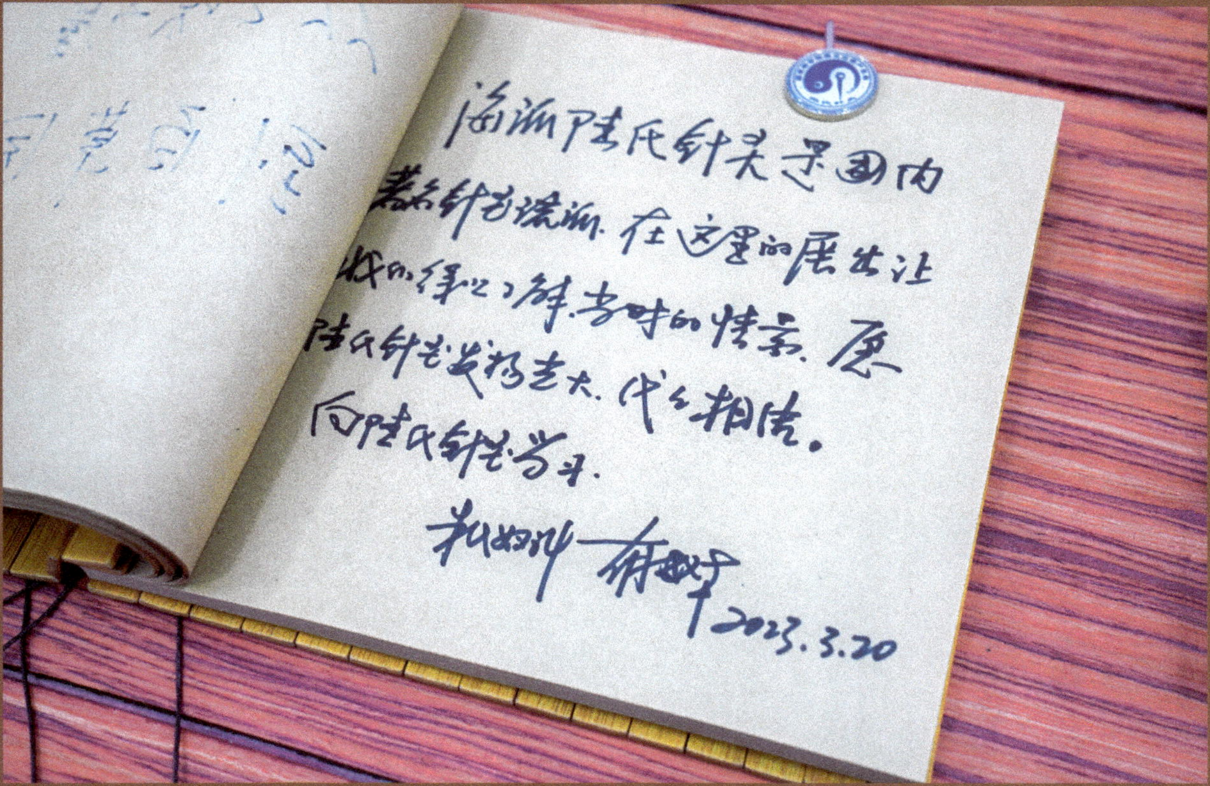

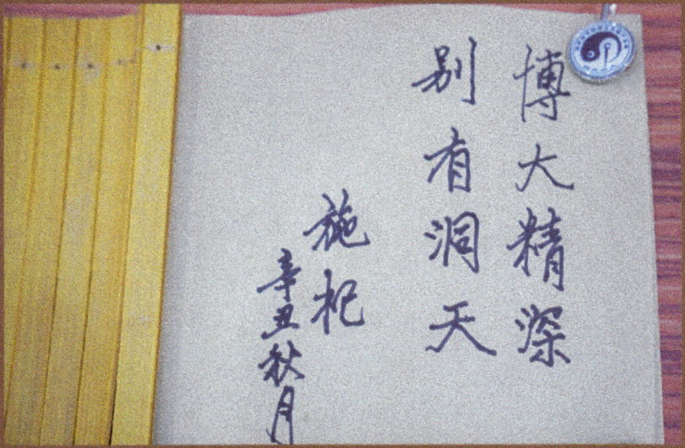

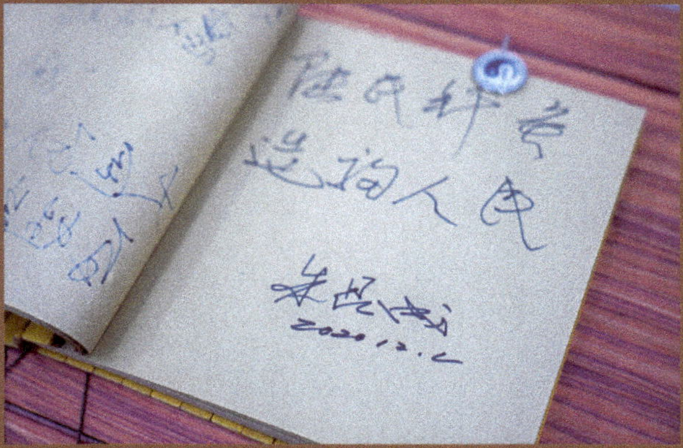

1 · 胡国华题词

2 · 施杞题词

3 · 朱鼎成题词

珍贵史料篇

珍贵史料室作为“陆氏针灸”文博馆的核心所在，迎面可见的编著书籍阵列，宛如一座巍峨的丰碑。这里不仅凝聚了历代“陆氏针灸”传承者的智慧与心血结晶，更对中国针灸学的进步以及中医药文化的延续具有举足轻重的深远影响。

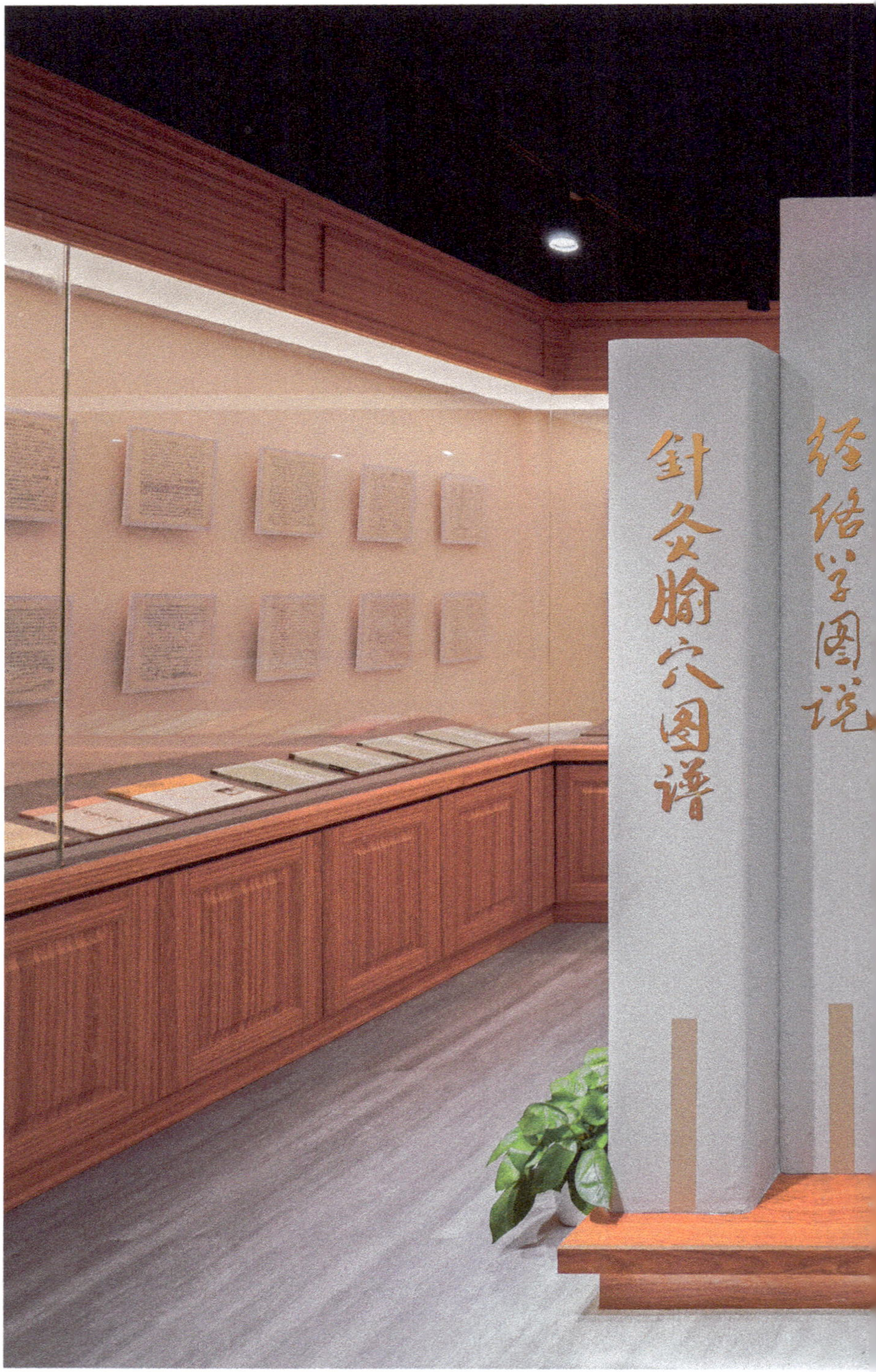

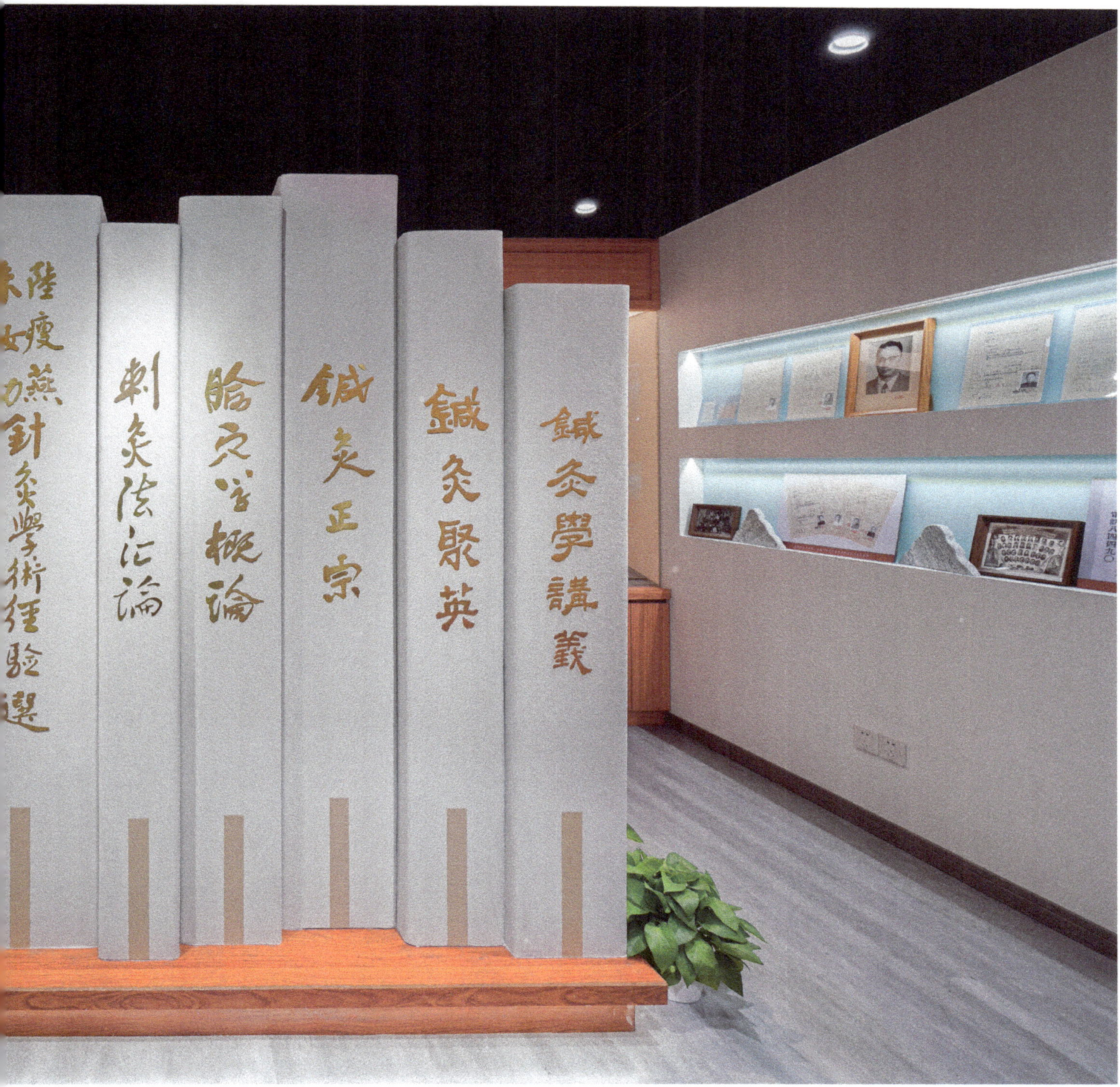
陸瘦燕
刺灸法汇論
腧穴学概論
針灸正宗
鍼灸聚英
鍼灸學講義

藏馆四周陈列着“陆氏针灸”历代针灸学家所撰写的书稿与文案原件，其中包括陆瘦燕、朱汝功、陆焱垚等名家的手稿，以及陆瘦燕早年所著的《针灸临床家丛书——陆瘦燕金针实验录》。该书堪称经典之作，不仅深入剖析了陆氏大量的临床针灸实践，还涵盖了对疾病的认识、诊断思路及针灸治疗方案的制定与实施，充分展现了其精湛的学术思想和临证特色。陆瘦燕与朱汝功合著的《医著重刊名家临证第二辑——经络学图说》亦具有极高的学术价值，该书以图文并茂的形式系统地阐述了经络学说的理论体系，对十二经络、奇经八脉的循行分布、生理功能、病理变化及其与脏腑的关系进行了深入解读。这些内容有助于针灸学习者深入理解经络理论这一针灸学的核心基础，也为中医基础理论的研究提供了重要参考。由陆焱垚领衔主编的“上海市国家级非物质文化遗产名录项目”丛书《陆氏针灸疗法》则从非物质文化遗产保护与传承的角度，全面梳理了“陆氏针灸”的历史渊源、学术特色、传承脉络及操作规范等内容。此外，陆焱垚等整理汇编了陆瘦燕与朱汝功的一系列“针灸集成”著作，包括《论经络》《论腧穴》《论针灸辨证论治》《论刺灸》《针灸医案》《针灸腧穴图谱》及《针坛之光》等。还有《申江医萃——针灸名家陆瘦燕学术经验集（中英版）》《现代著名名老中医名著重刊丛书第二辑——陆瘦燕针灸论著医案选》等论著，从不同视角总结提炼陆瘦燕与朱汝功的学术思想和临床经验，促进了“陆氏针灸”理论体系的广泛传播，使国内外中医从业者、学习者以及中医针灸爱好者亦能从中获益。

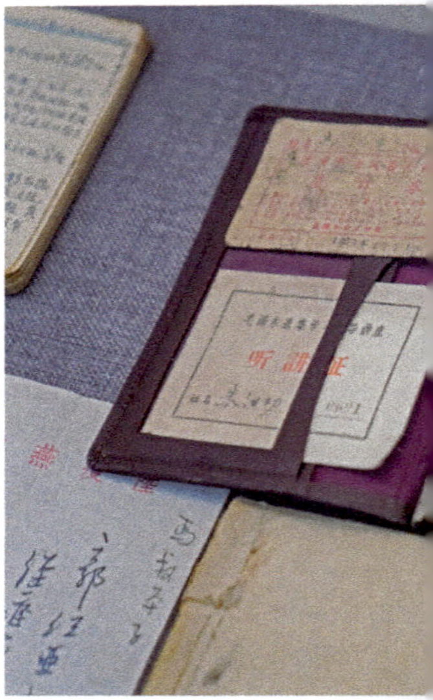

上海中医药大学是国内率先设立针灸系的中医药高等学府，首届针灸系系主任即为陆瘦燕。他所编撰的《针灸学》（第一版）教材，不仅对我国针灸学高等教育产生了深远的影响，更为培养中医针灸专业人才提供了系统、全面且独具特色的教学内容。

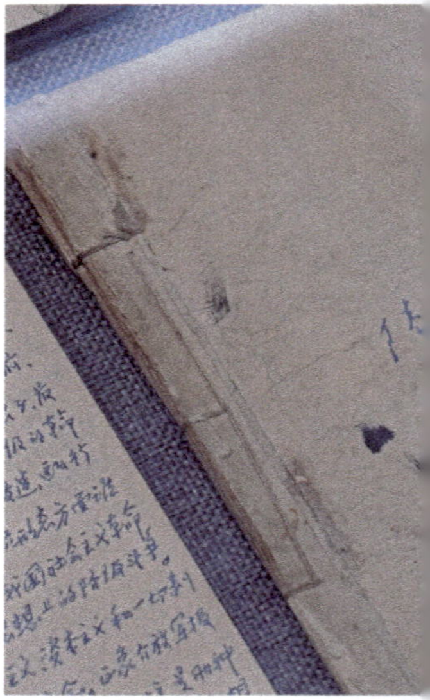

“陆氏针灸”文博馆的珍贵史料中，还包括图谱类著作，如《十二经穴分布图》《针灸腧穴图谱》《针灸腧穴图谱（修订本）》等。这些图谱以直观图示的方式，清晰展现了经络穴位的分布情况，为针灸学习者提供了便捷的学习工具。

1 · 朱汝功手稿

2 · 3 · 陆瘦燕手稿

4 · 5 · 陆瘦燕手稿

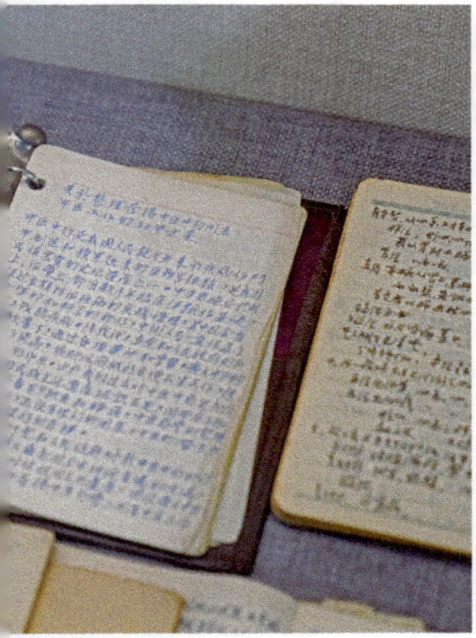

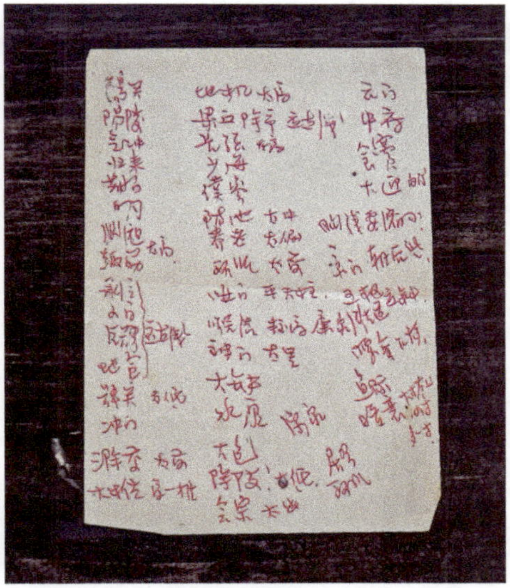

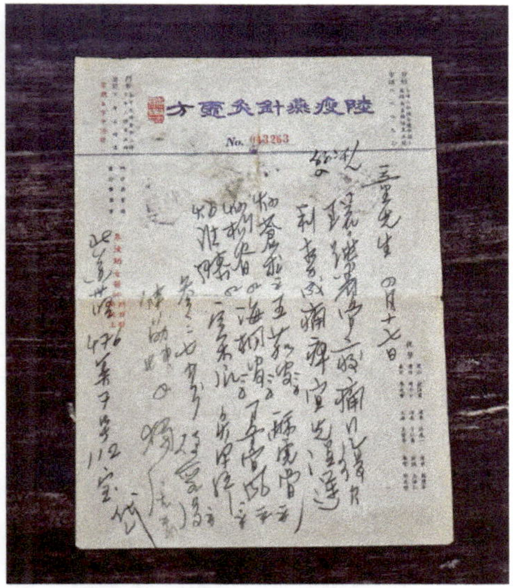

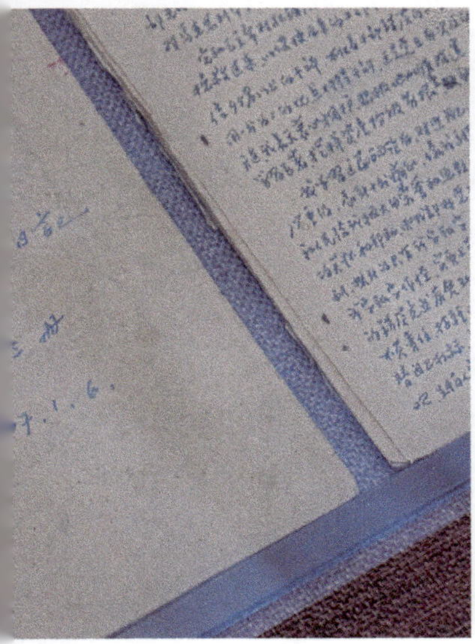

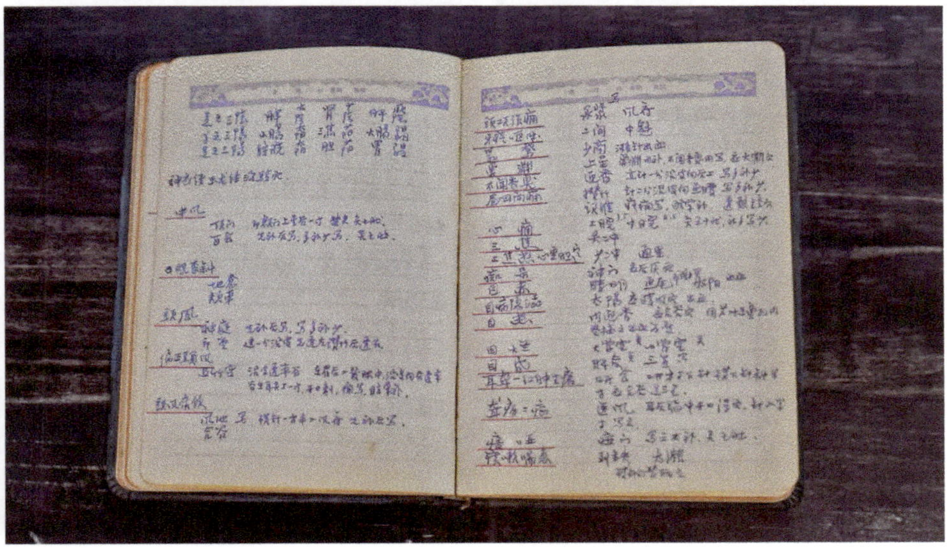

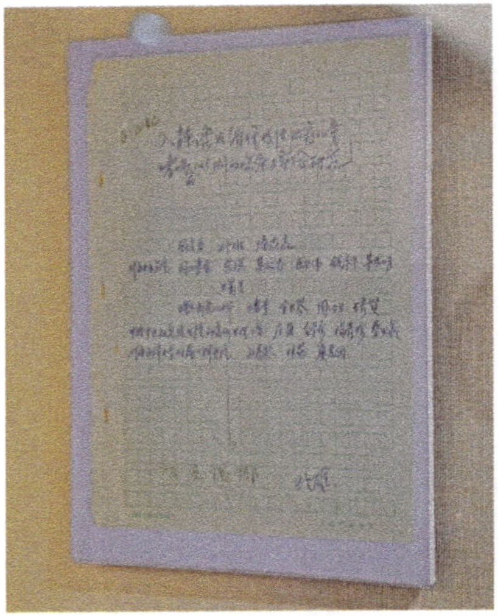

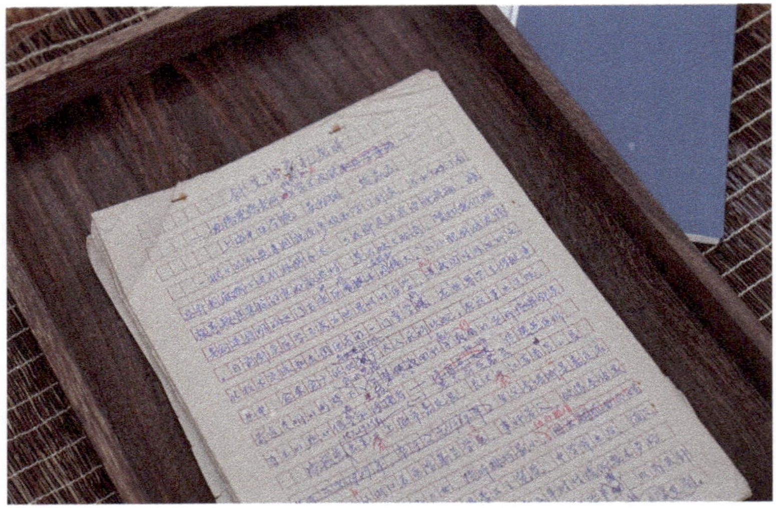

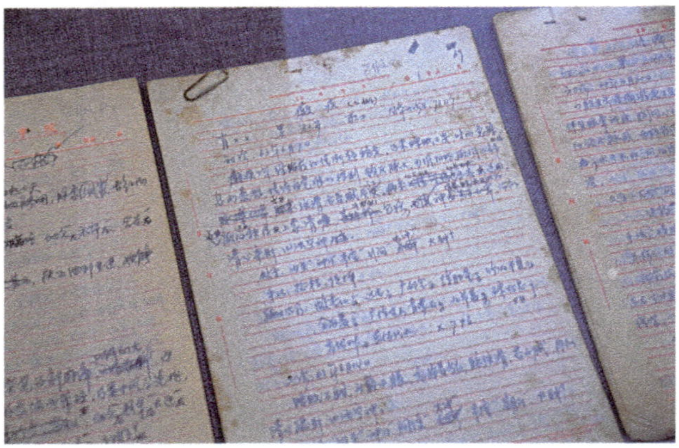

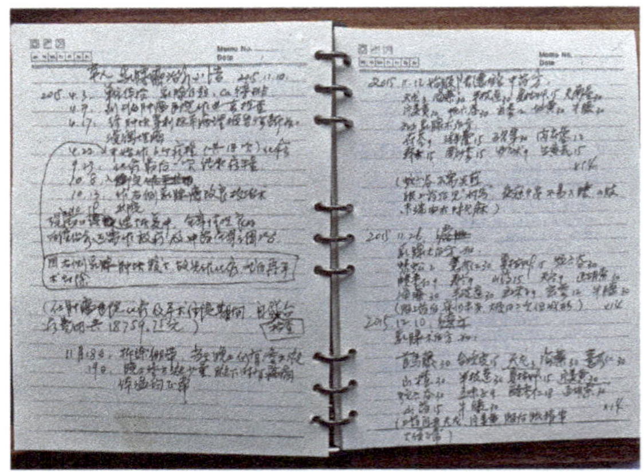

1	2
3	4

1 · 王卜雄、陆焱垚手稿

2 · 吴绍德、陆焱垚手稿

3 · 4 · 陆焱垚手稿

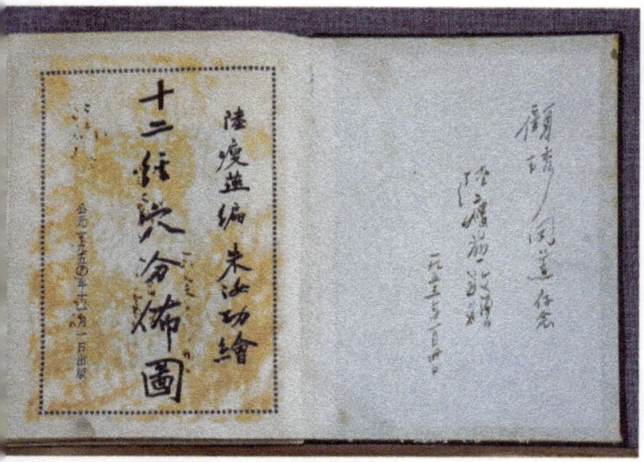

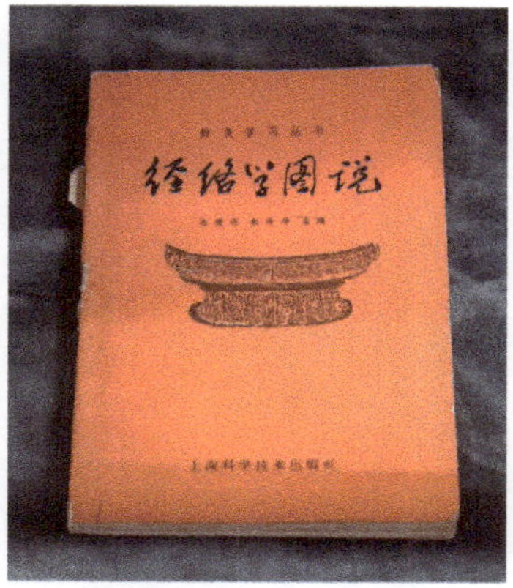

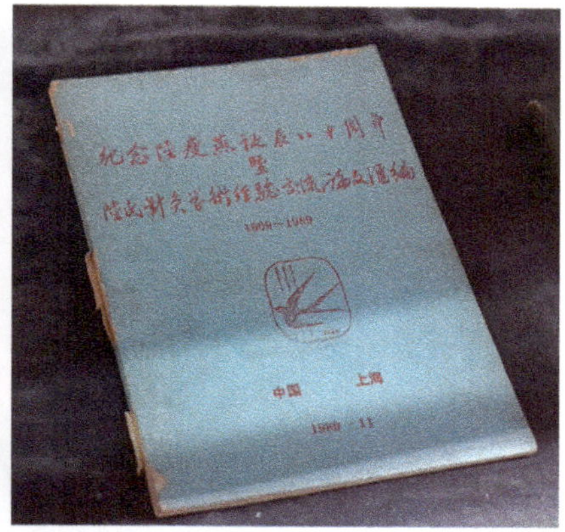

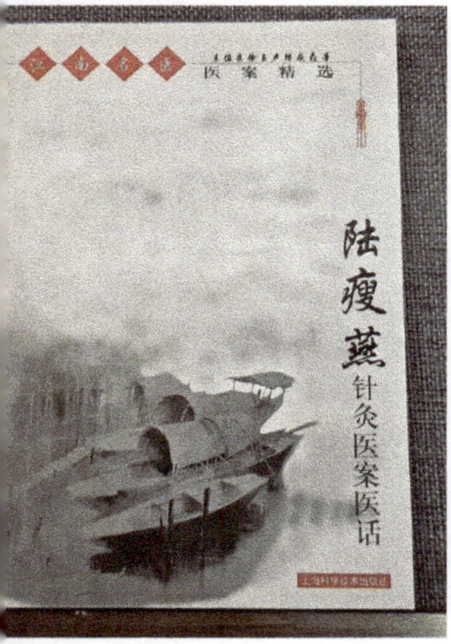

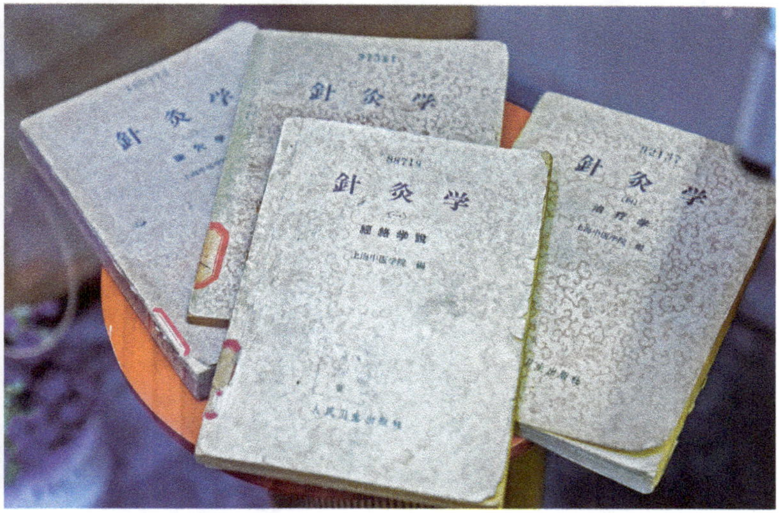

1 · 陆瘦燕、朱汝功编绘《十二经穴分布图》

2 · 陆瘦燕、朱汝功主编《经络学图说》

3 · 陆瘦燕诞辰 80 周年学术论文汇编

4 · 王佐良、徐玉声、陆焱垚著《陆瘦燕针灸医案医话》

5 · 陆瘦燕组织编撰的《针灸学》

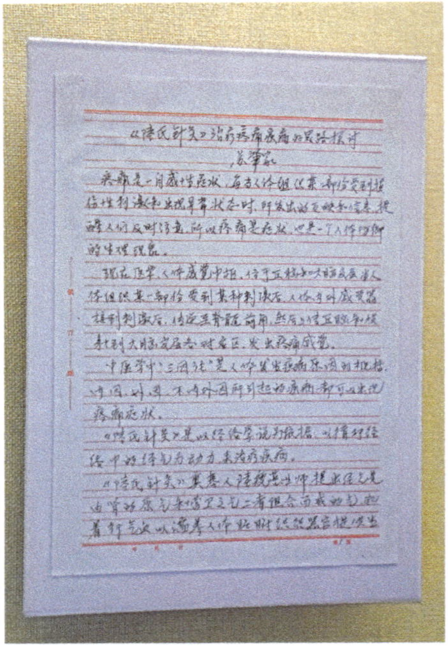

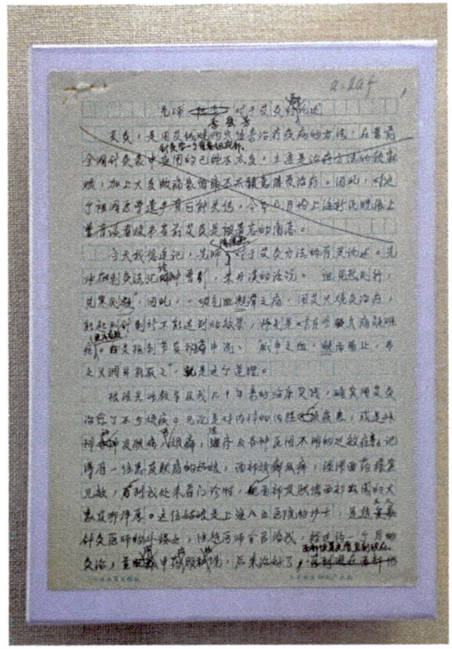

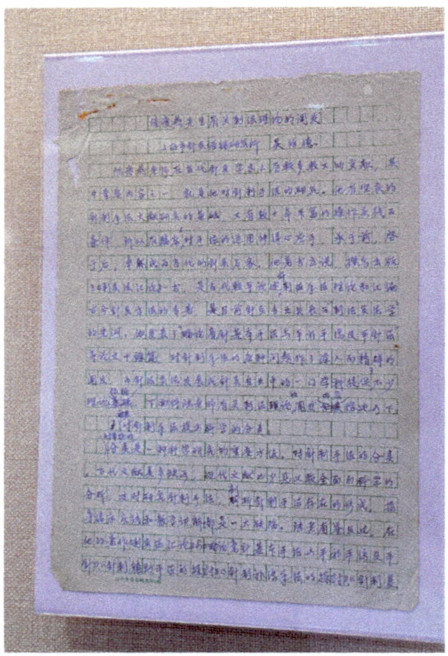

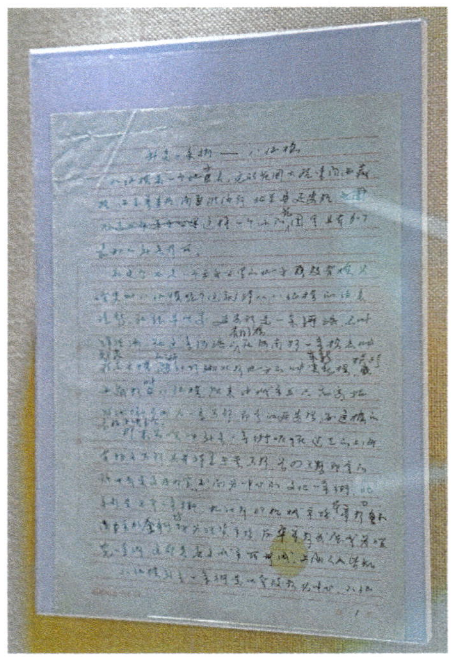

1 2
3 4

此外，“陆氏针灸”的历代弟子也为藏馆贡献了丰富的学术著作与文案，例如高正、苏肇家、谈月涓等分别主编的《陆氏针灸高正临证经验集》及《陆氏针灸苏肇家、谈月涓临床经验集》等，专注于不同传承者的临床实践经验。这些书不仅详尽记录了“陆氏针灸”在各种病症治疗中的应用，还通过真实病例展示了“陆氏针灸”的辨证论治思维和独特的针刺手法。苏肇家所著的《陆氏针灸治疗疼痛疾病的思路探讨》，深入剖析了“陆氏针灸”在疼痛病症治疗方面的独到思路，凭借精准的穴位选取与巧妙的针法运用，为缓解关节痹痛、肌肉酸痛等各类疼痛提供了有效方案，实现了创新思维与传统技法的完美融合，为现代针灸止痛开辟了新途径。李爱芳整理了先师关于艾灸的论述，诠释了“陆氏针灸”在艾灸领域的独特见解，使艾灸在“陆氏针灸”传承中焕发出别样魅力。吴绍德对陆瘦燕刺法理论进行了系统阐发，从进针角度、行针手法，到补泻技巧、针刺深度，全方位展现了“陆氏针灸”针刺手法的精密与高效，为针灸从业者提升技艺提供了宝贵的学习资源。

《针灸一条街——八仙桥》详尽记录了“陆氏针灸”在 20 世纪 50 年代于八仙桥区域的发展历程与文化风貌，生动见证了其在民间的广泛传播及深远影响，成为探究“陆氏针灸”文化传承脉络的独特视角。上海中医研究所中医理论研究院等机构撰写的关于陆瘦燕学术思想与成就的文章，系统梳理了陆瘦燕对经络学说的深刻洞见、穴位功效的重新界定，以及在针灸教育领域的开创性贡献，为“陆氏针灸”的持续发展奠定了坚实基础。

1 · 苏肇家所著《陆氏针灸治疗疼痛疾病的思路探讨》手稿
2 · 李爱芳所著《“陆氏针灸”在艾灸领域的独到见解》手稿
3 · 吴绍德所著《陆瘦燕先生有关此法理论的阐发》手稿
4 · 高正所著《针灸一条街——八仙桥》手稿

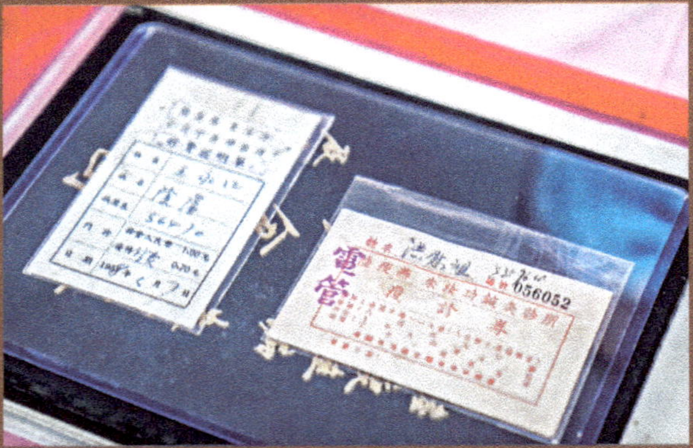

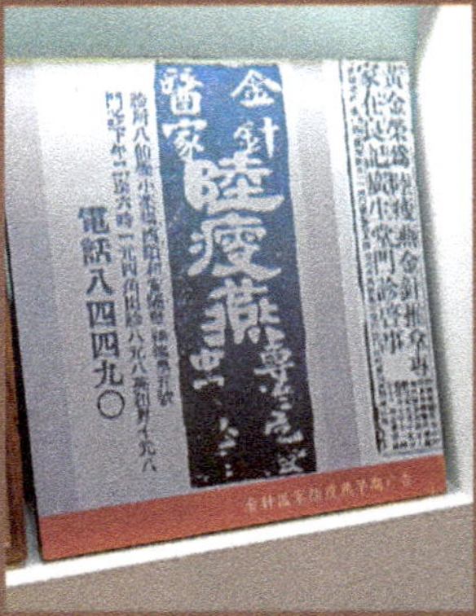

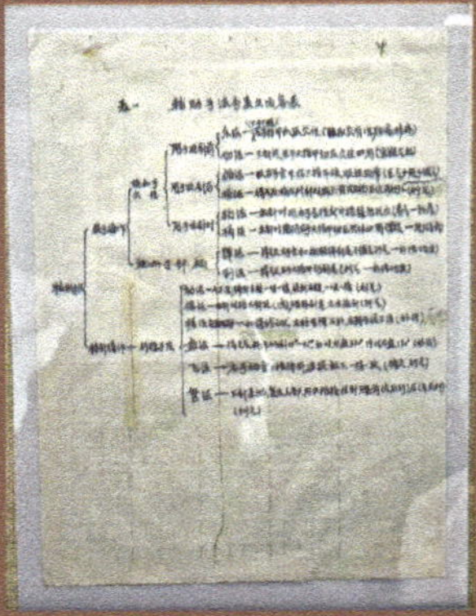

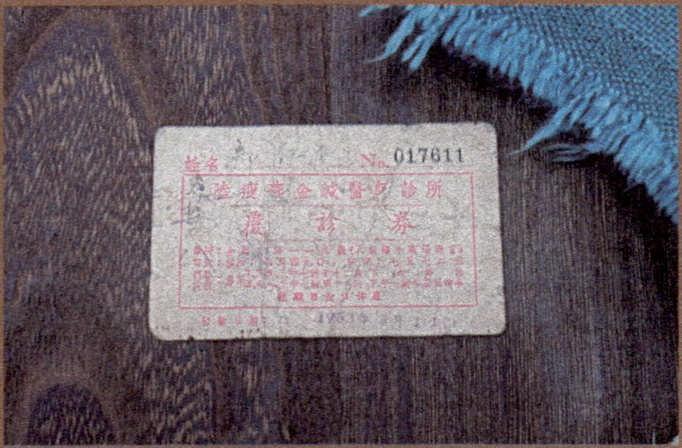

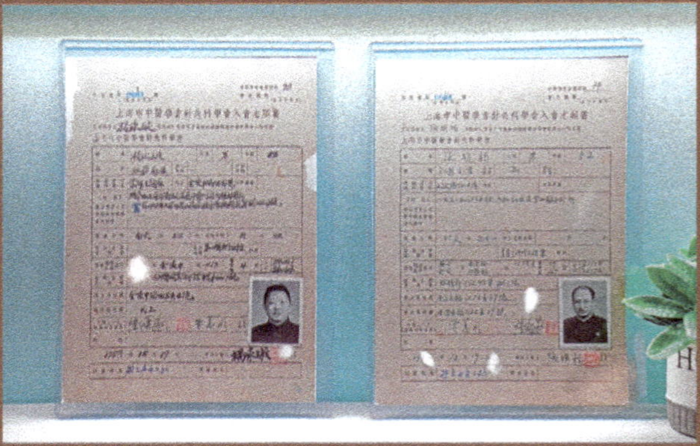

1	2	3	6
4	5		

1 · “陆瘦燕针灸诊所”电话预约券

2 · “陆瘦燕针灸诊所”预约电话号码

3 · 陆瘦燕讲义手稿

4 · “陆瘦燕针灸诊所”复诊券

5 · 陆瘦燕介绍杨永璇、张明柏入会上海市中医学会针灸科学会

6 · 陆瘦燕与朱汝功联合创办新中国针灸学研究社的印章

此外，珍贵史料室还珍藏有当年“陆瘦燕针灸诊所”的电话预约券、收据，以及沪报上该诊所的门诊宣传广告等珍贵物品。橱柜中陈列着陆瘦燕与朱汝功共同创办新中国针灸学研究社的印章和针灸讲义等文物，通过这些实物，可以直观地感受到当时的文化底蕴与历史印记。

“陆氏针灸”文博馆的珍贵史料室不仅收藏且展示了多位“陆氏针灸”弟子传人及专家学者的手稿、文案与研究资料，诚邀各位读者亲临现场，观摩并鉴赏。

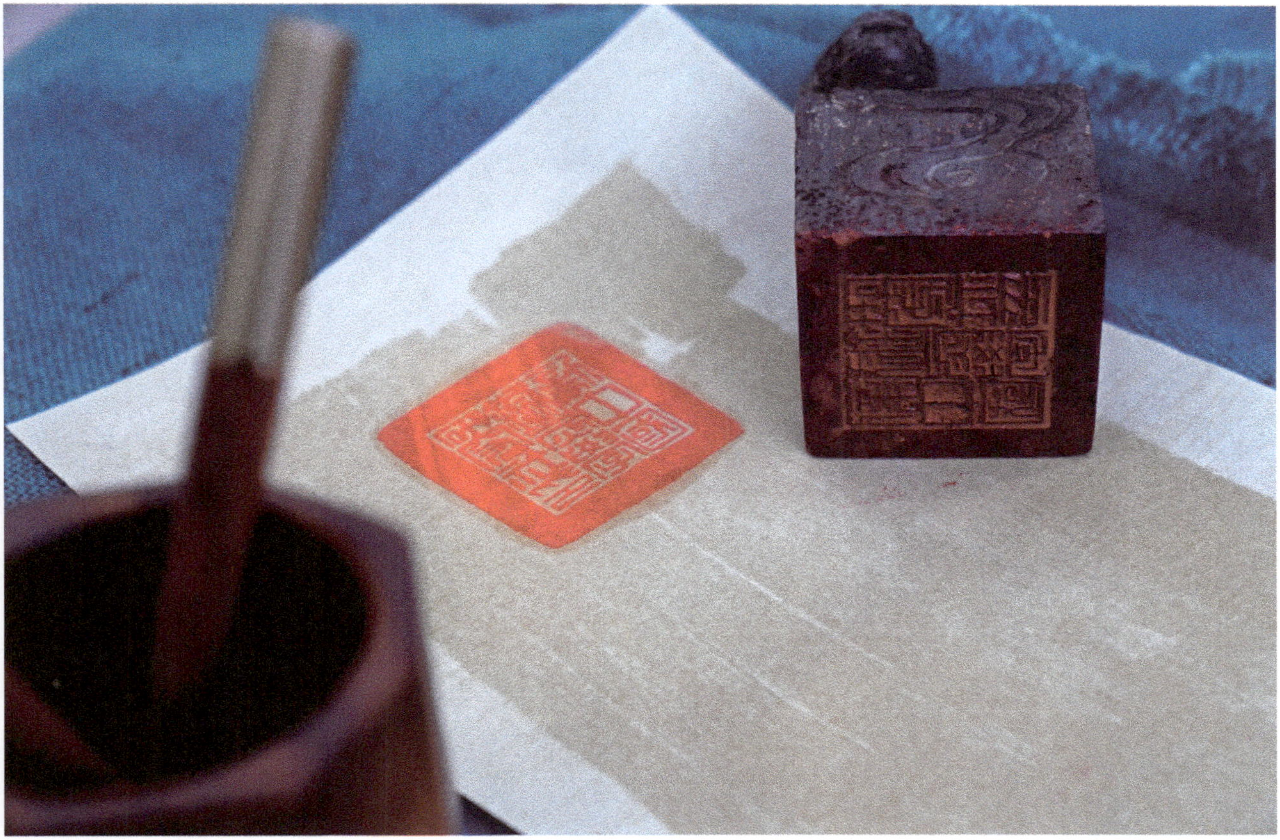

文化创意篇

融合中医传统文化与现代创意思想的文化创意馆，是一个集文化创新、传统艺术和现代科技于一体的关键空间。馆内整体采用现代化设计，兼具古朴与时尚的风格，彰显古今文化的交融与传承。其设计理念凸显“陆氏针灸”这一非遗流派与其他多元传统、现代艺术及科技的多维融合。众多藏品与作品，既展现了深厚的历史底蕴，又流露出对未来发展的热切追求，极具独特性与创新性。

正门映入眼帘的是“陆氏针灸”创始人陆瘦燕、朱汝功和代表性传承人陆焱垚三位大师从未公开展示过的巨幅照片，记录了他们在教学、采访和授牌活动中的风采。周边则陈列着陆瘦燕针灸传承研究中心及其 17 个分中心及教学基地数十位历代弟子的近百件与“陆氏针灸”相关的文化创意产品。这些作品包括将“陆氏针灸”文化元素与地方非遗流派特色手工艺品相结合的金山农民画、徐行草编、嘉定竹刻等，以及融合“陆氏针灸”元素与现代创意理念的家居用品和服装设计，如文化衫、地垫、餐垫、酒杯、背包、耳环、手机支架、卡通胸卡、领带及风铃等。此外，还有陆氏传人巧夺天工的石雕、油画、瓷盘、挂毯及扇面等艺术精品。每一件作品都诉说着中医文化的古今传承，凝聚着“陆氏针灸”传人的智慧与心血，展现了“陆氏”人的匠心独具和丰富的想象力与创造力。

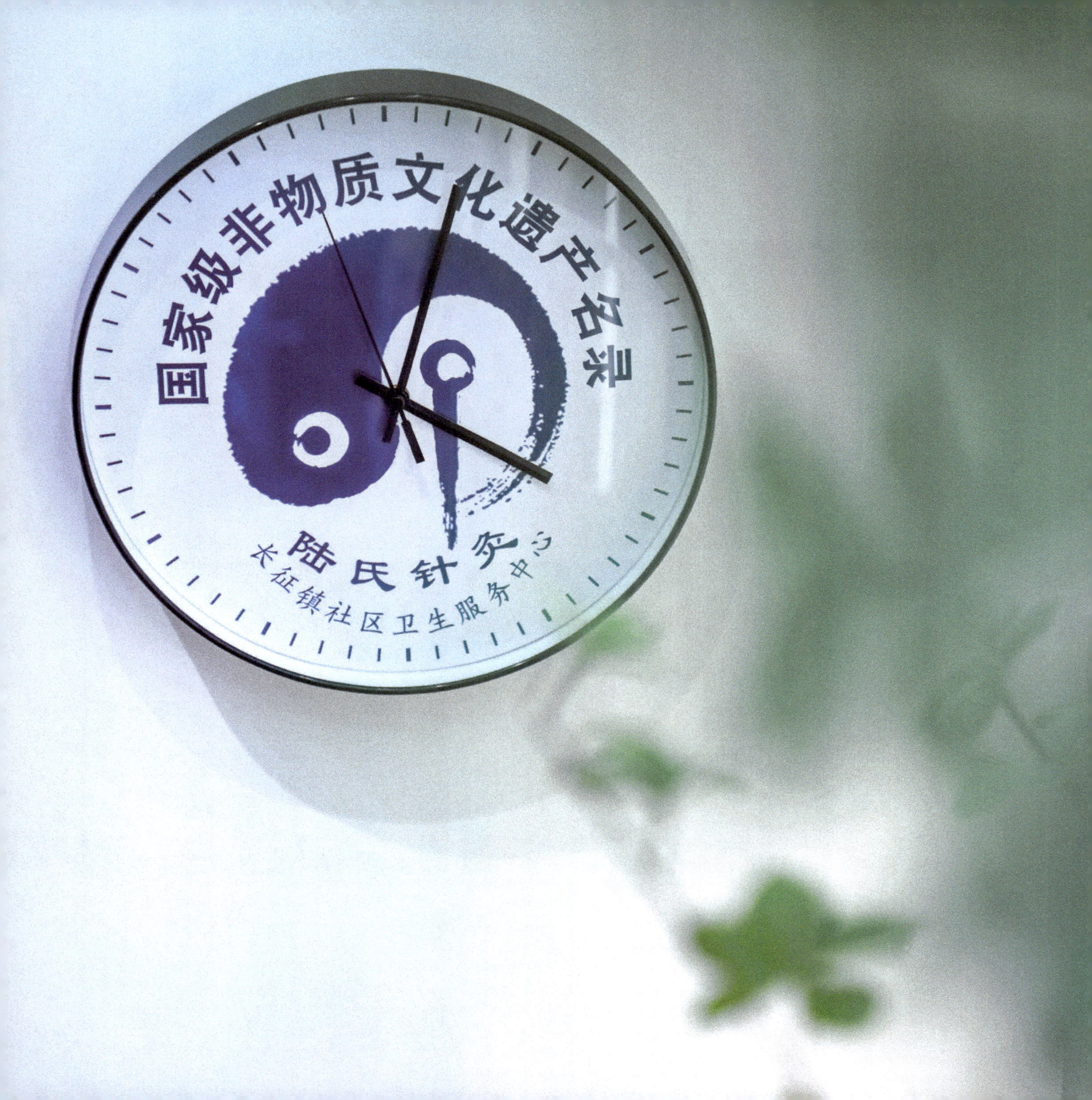
国家级非物质文化遗产名录
陆氏针灸
长征镇社区卫生服务中心

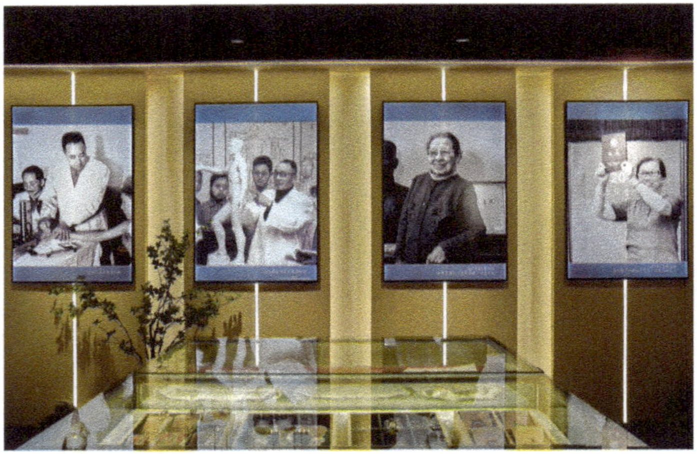

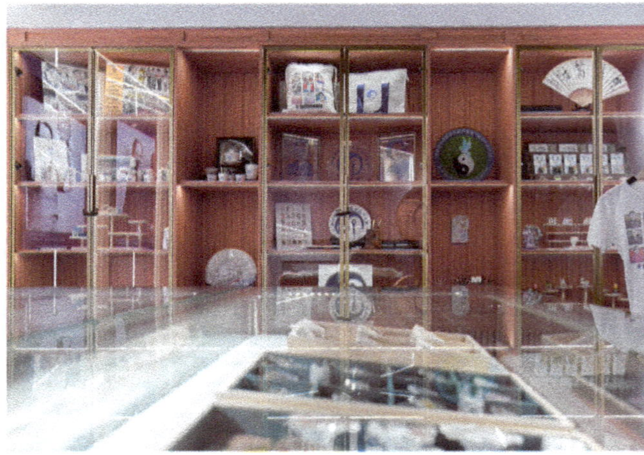

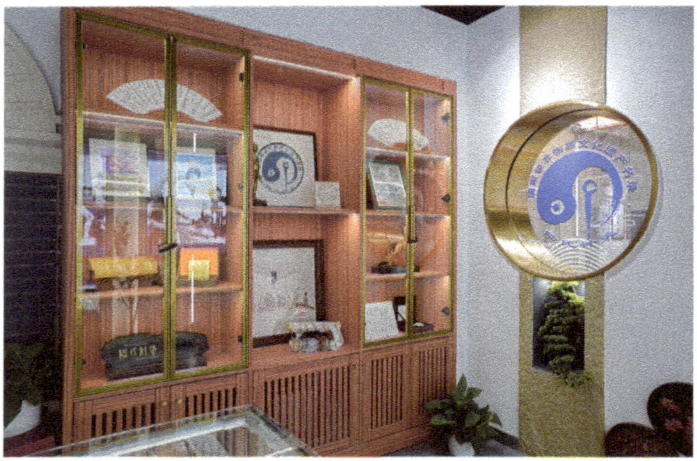

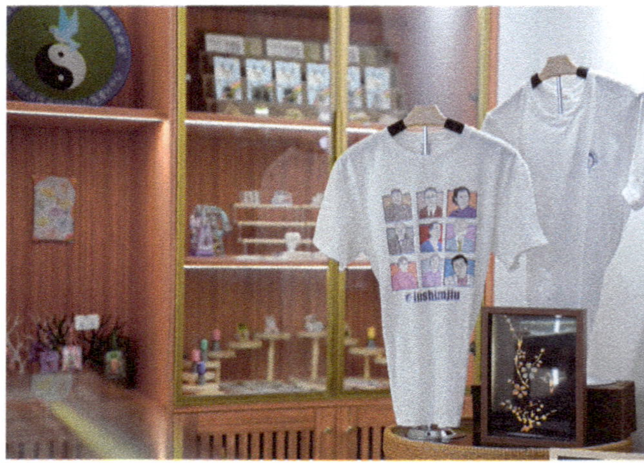

1	2
3	4

1·2·3·4·“陆氏针灸”文博馆文化创意品展示

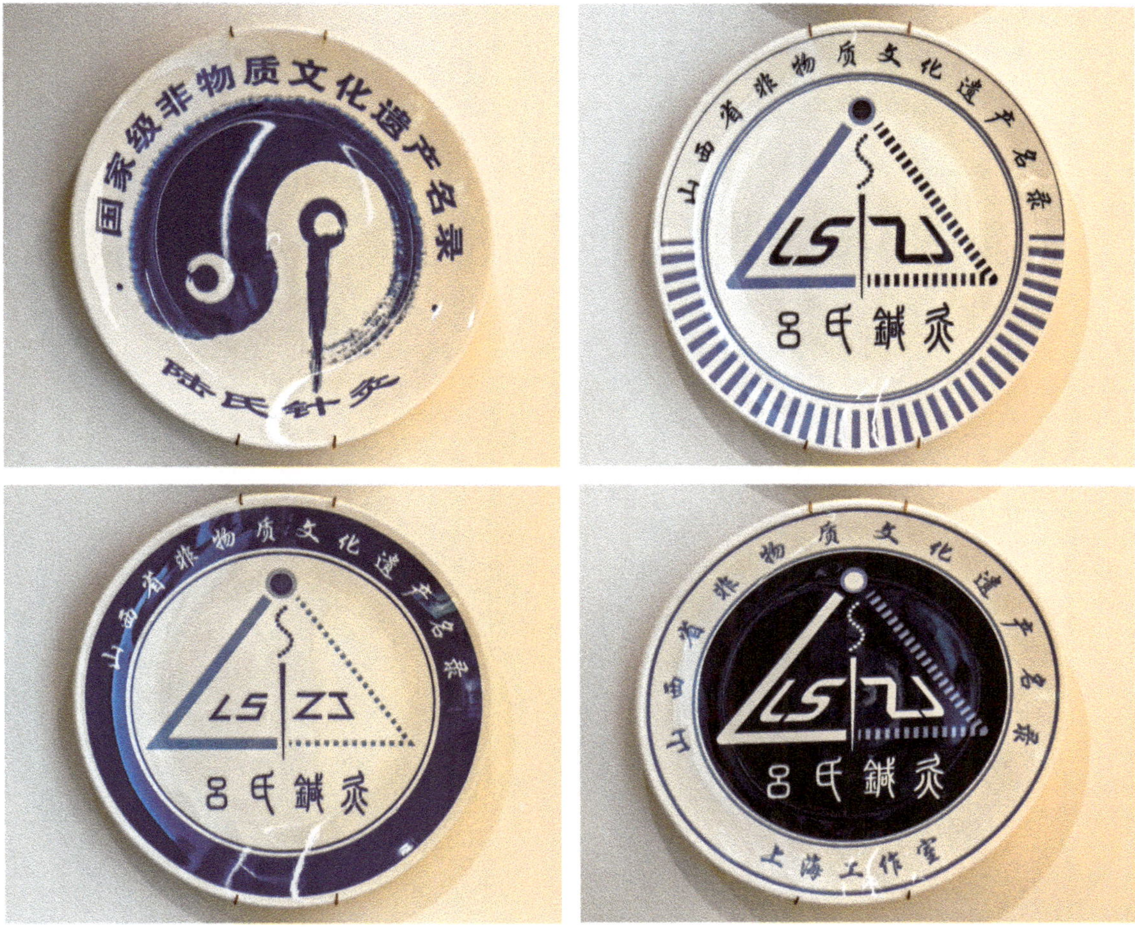

1	2
3	4

1 · 2 · 3 · 4 · “陆氏针灸” 文博馆文化创意品展示

本草庭院篇

本草庭院，位于文博馆东侧的露台，沿着花形石砖铺就的蜿蜒小径，可见两旁错落有致地栽种着陆瘦燕当年处方中高频出现的多种草药，如兰花、三七、薄荷、芙蓉菊、鸭跖草、矮生麦冬、金边麦冬、大吴风草、紫薇及六月雪等。放眼望去，红绿交织，景致盎然。步入其间，清风拂面，沐浴阳光，赏月冥想，品茗静思，缅怀故人，闻香识药，无不令人心旷神怡。

庭院中央矗立着一张圆形石桌，其表面镶嵌着由“陆氏针灸”第四代入室弟子吴耀持精心设计的“陆氏针灸”LOGO。LOGO以青花瓷为底色，象征百年“陆氏针灸”虽历经风雨，却依旧历久弥新，薪火相传。LOGO图案巧妙融合阴阳太极与针灸针具，彰显中医针灸的独特元素，并通过精细勾线将“陆氏针灸”历代代表性人物名字及国家非遗等字样的首字母巧妙映入其中。圆桌四周环绕着四个鼓凳，分别代表长夏与春、夏、秋、冬五季。五季与五脏相呼应，长夏对应脾土，在五行中扮演着承上启下的关键角色，亦深刻体现了百年“陆氏针灸”顺应五行、道法自然、天人合一的核心理念。

庭院上方，高悬着“陆氏针灸”文博馆七个金光熠熠的大字。一侧，百年非遗流派“陆氏针灸”历代代表性传承人的巨幅灯箱广告画，在微风中缓缓飘动，仿佛在诉说着悠久的历史，令人动容落泪。夜幕降临，自动点亮的大字与灯箱，使得百米之外的人们也能清晰看到嘉定南翔这一独特的“陆氏针灸”文博馆。而庭院内侧的廊道中，AI智能大屏为参观者提供了便捷服务：只需手机扫码，便能即点即看即听，全程免费享受观展导览的乐趣。

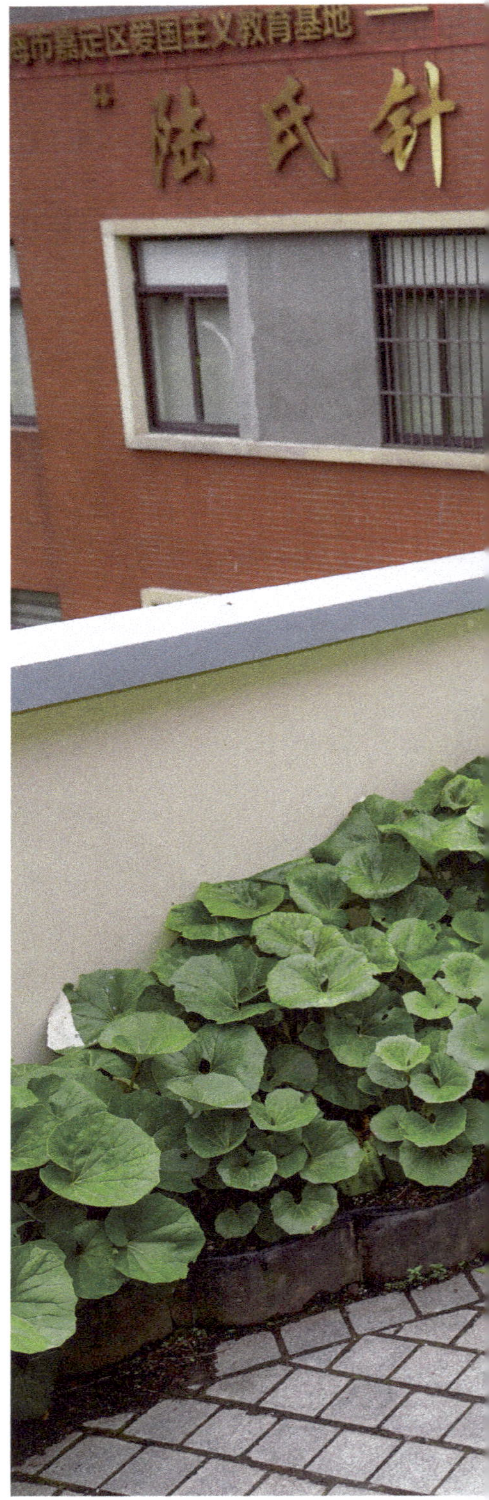

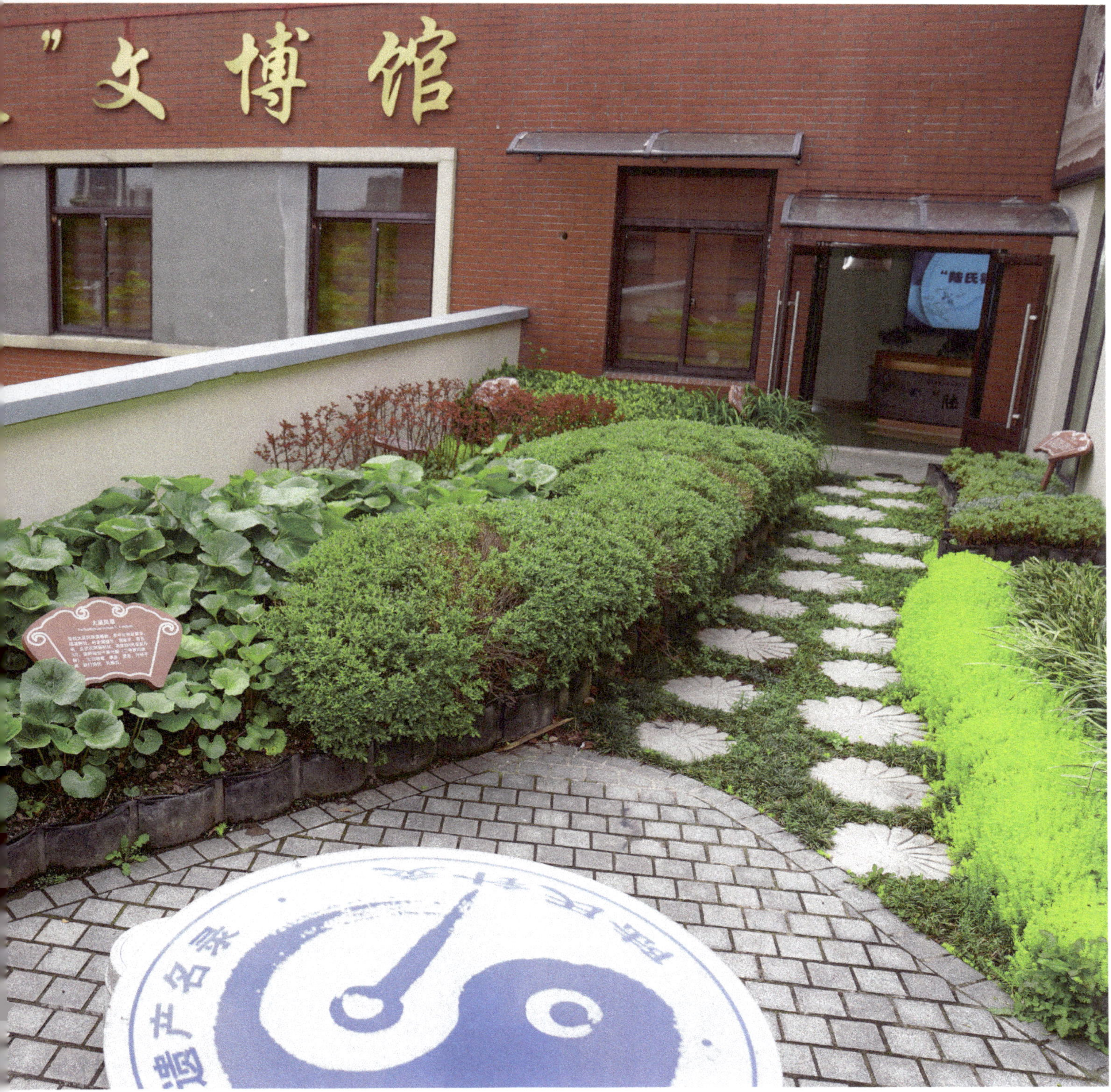
”文博馆
遗产名录

1 2 | 3

1 · 2 · 3 ·“陆氏针灸”文博馆之本草庭院展示

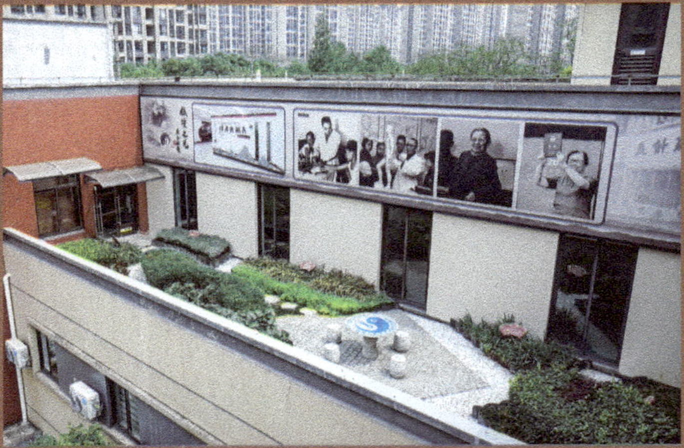

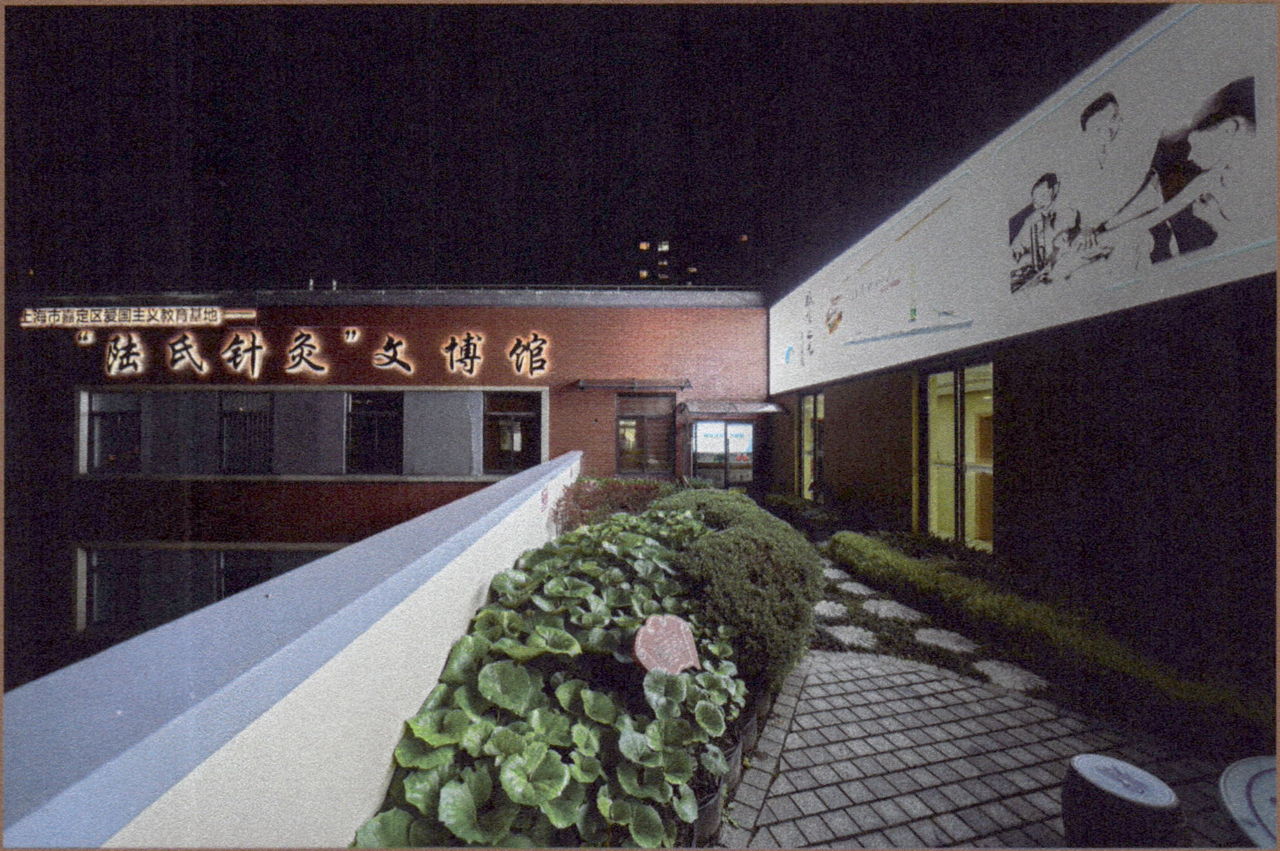

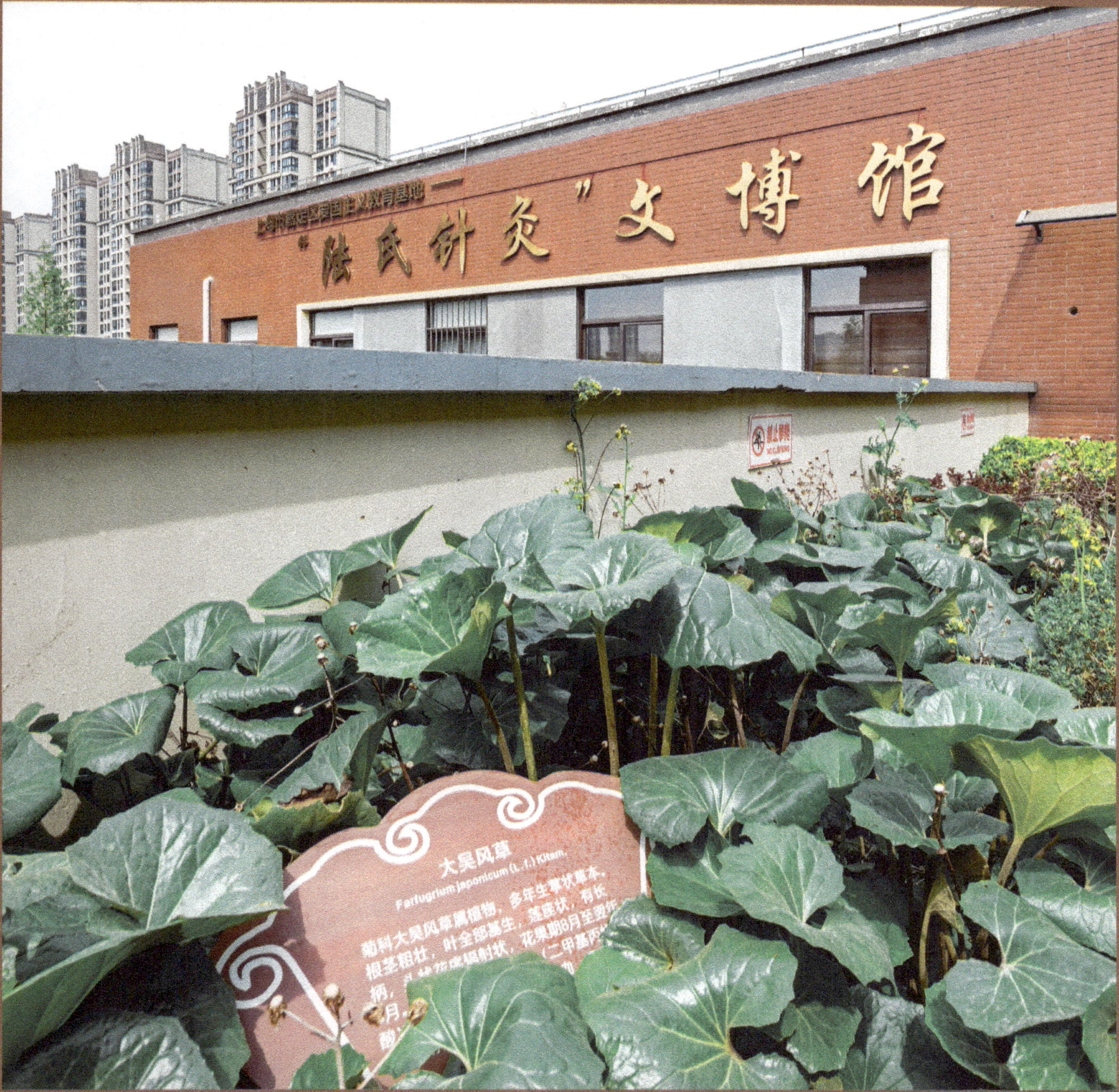
"陆氏针灸"文博馆
大吴风草
Farfugrium japonicum (L. f.) Kitam.

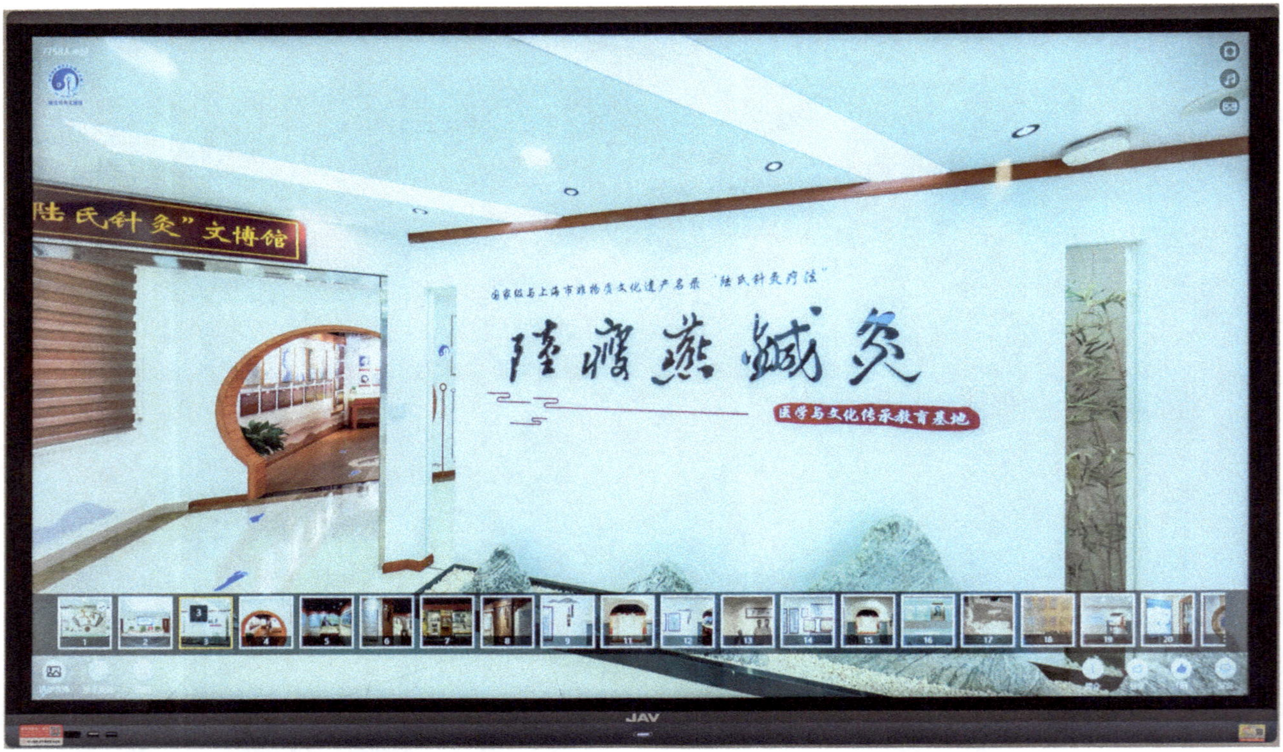

手机扫码“陆氏针灸”文博馆 AI 导览展示图

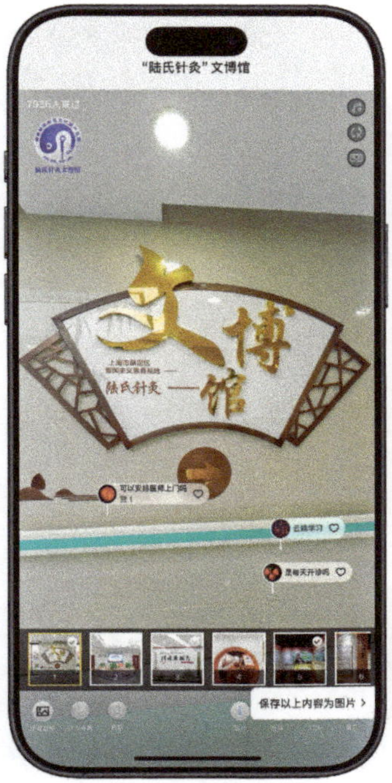
“陆氏针灸”文博馆
文博馆
陆氏针灸
保存以上内容为图片 ›

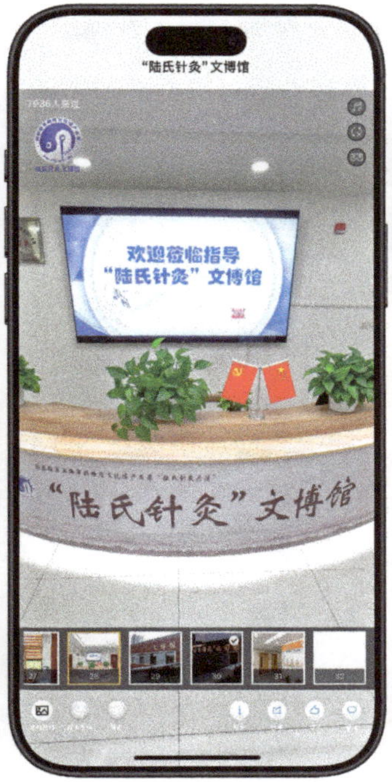
“陆氏针灸”文博馆
欢迎莅临指导
“陆氏针灸”文博馆
“陆氏针灸”文博馆

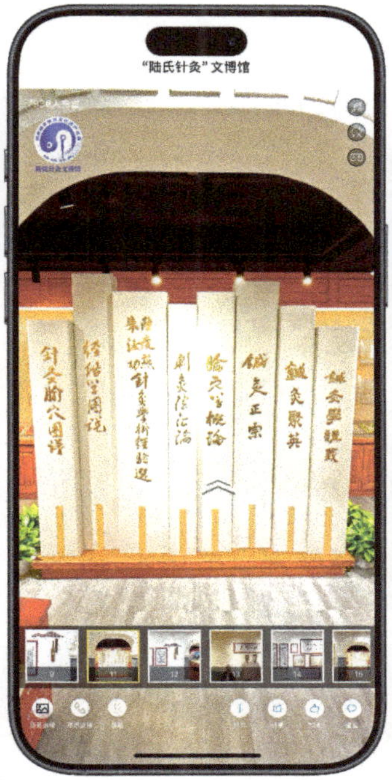
“陆氏针灸”文博馆

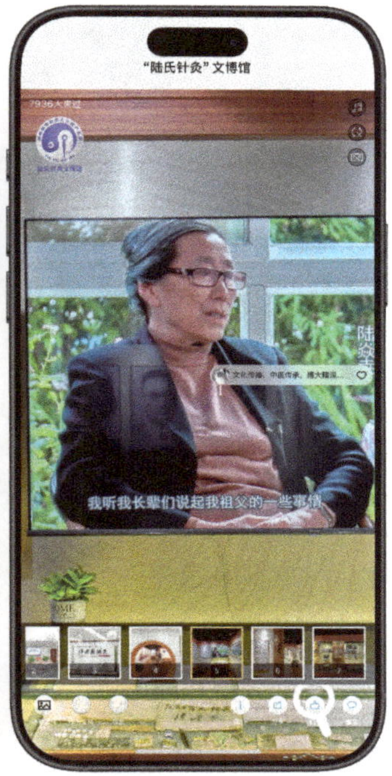
“陆氏针灸”文博馆
我听我长辈们说起我祖父的一些事情

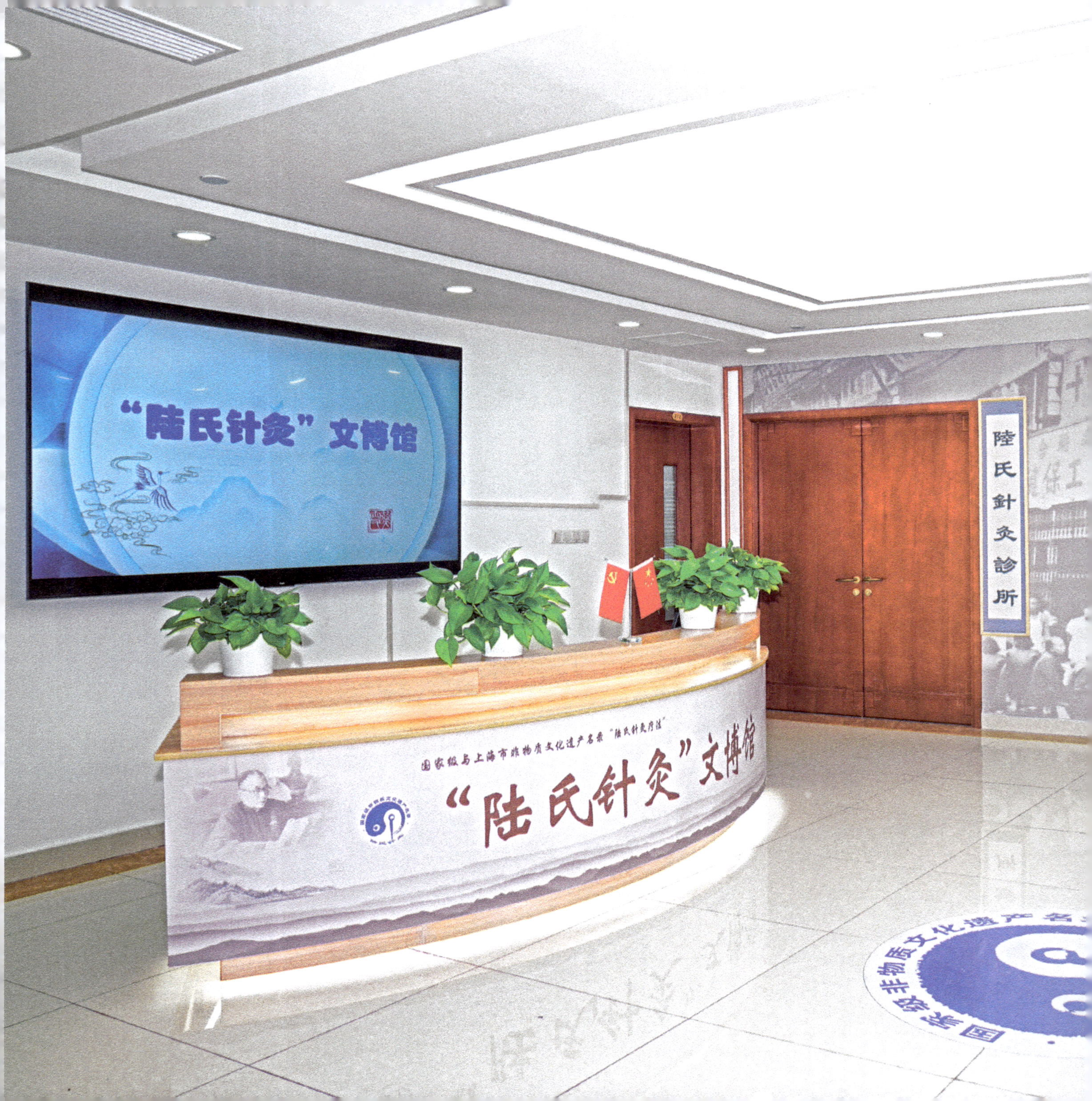
“陆氏针灸”文博馆
陸氏針灸診所
国家级与上海市非物质文化遗产名录“陆氏针灸疗法”
“陆氏针灸”文博馆

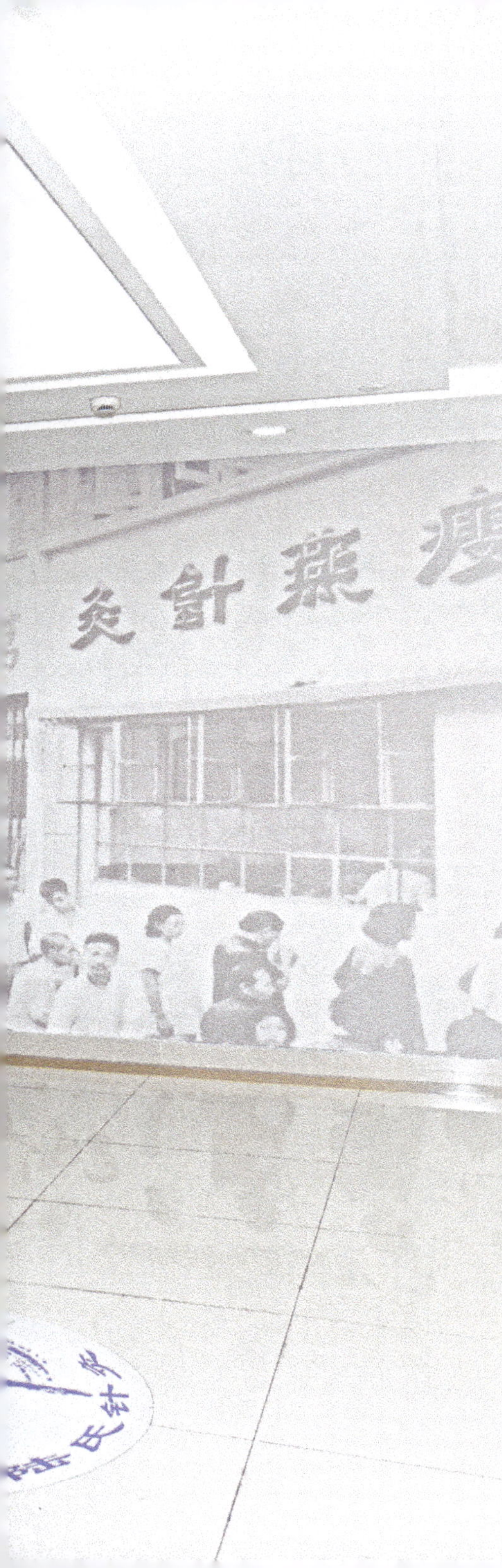

“陆氏针灸”诊所篇

中医的传承离不开研读经典、追随名师和投身临床。若将“陆氏针灸”文博馆视为深入理解和研读“陆氏针灸”百年历史与经典的宝贵教材，那么，邀请“陆氏针灸”历代名家坐堂传授，并让一代代传承弟子跟随学习，便成为提升针灸临床水平的关键环节。

“陆氏针灸诊所”坐落于“陆氏针灸”文博馆的对面，占地面积 250 平方米。其大门右侧悬挂着六个古色古香的醒目大字——“陆氏针灸诊所”，外墙装饰则沿用了原“陆氏针灸门诊”的外景设计，营造出一种浓郁的怀旧氛围，仿佛置身老上海。入门左侧的墙面陈列着“陆氏针灸”的奠基人李培卿、创始人陆瘦燕与朱汝功、代表性传承人陆焱垚以及历代传人陆李还、高正、苏肇家、谈月涓、吴耀持等照片与简介，并附有“陆氏针灸”百年传承历程的概述。右侧则是“陆氏针灸”带教教室，这里不仅定期有陆李还、高正、吴耀持等历代传人开展带教活动，而且“陆氏针灸”的弟子们也能在此跟随前辈亲身体验和学习独特的诊疗方法。教室布置简洁而专业，配备了现代化的教学设备，如电视显示屏和高清录像设备，确保教学过程生动高效。教室后方设有诊疗区，内部陈列着各类中医诊疗器具，既有传统治疗所需的针具、灸具、火罐、刮痧板等，也有诸多现代治疗设备，如中医定向透药仪、TDP 神灯、低频治疗仪及仿真灸疗器等。整个诊所的布局旨在营造一个融合传统与现代的学习环境，使学员们在尊崇传统教育的同时，也能享受到现代医学教育的便捷与高效。

诊所每周均有来自三级甲等医院的“陆氏针灸”传承专家坐诊，每日更有“陆氏针灸”传人亲临，为社区居民群众提供独具特色的“陆氏针灸”诊疗服务。

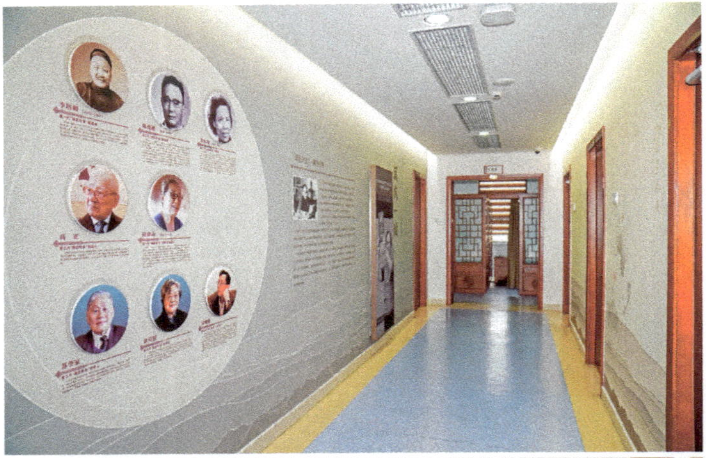

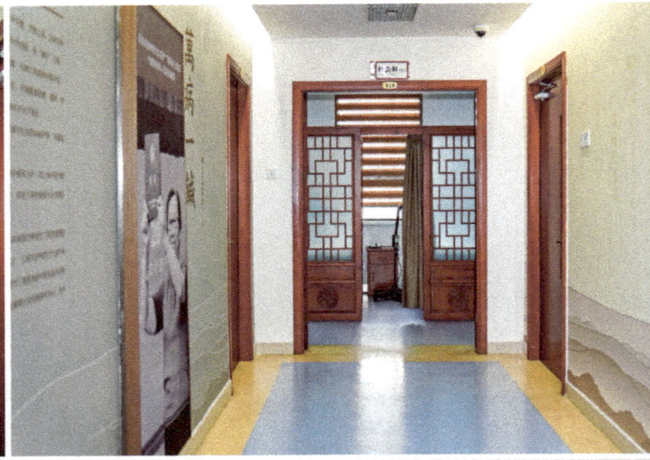

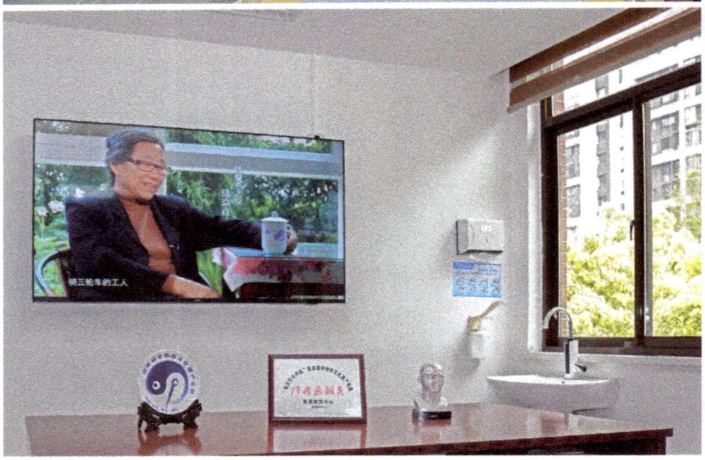

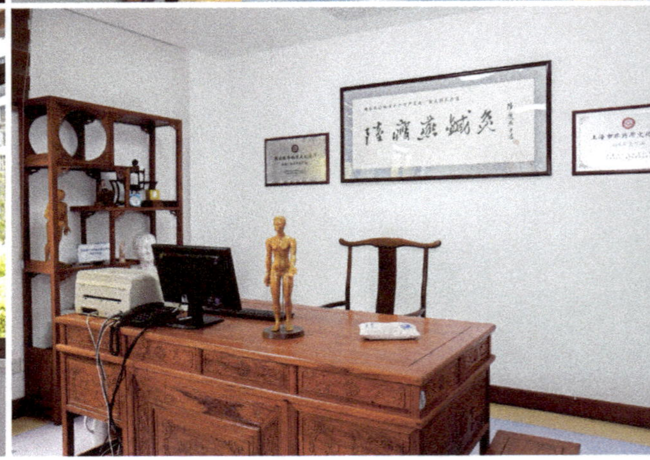

1 2 3

1 ·“陆氏针灸”文博馆诊所

2 ·“陆氏针灸”文博馆带教室

3 ·“陆氏针灸”文博馆学术报告厅

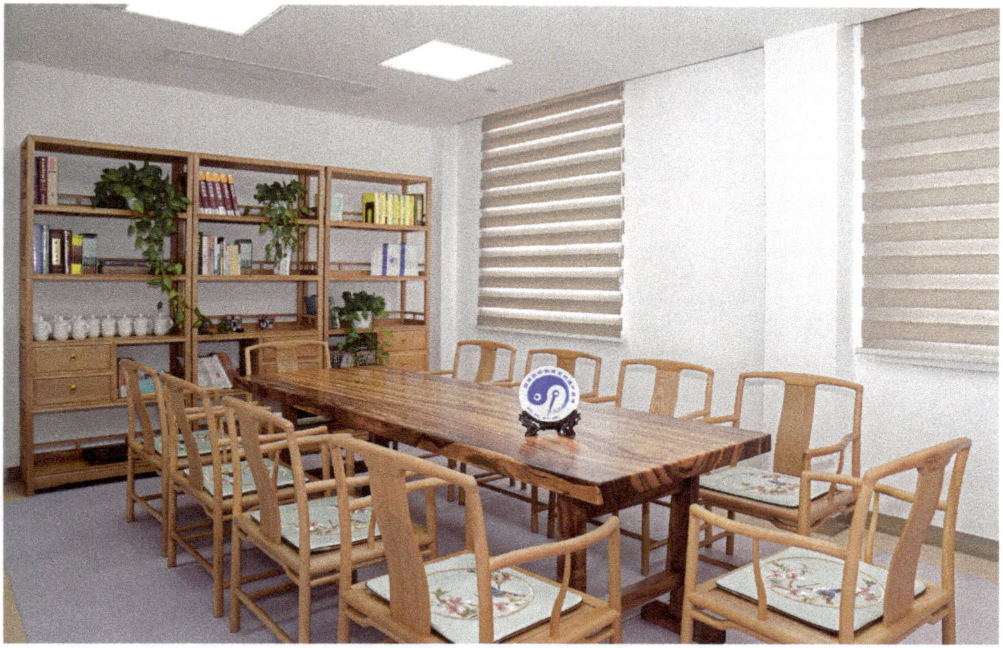

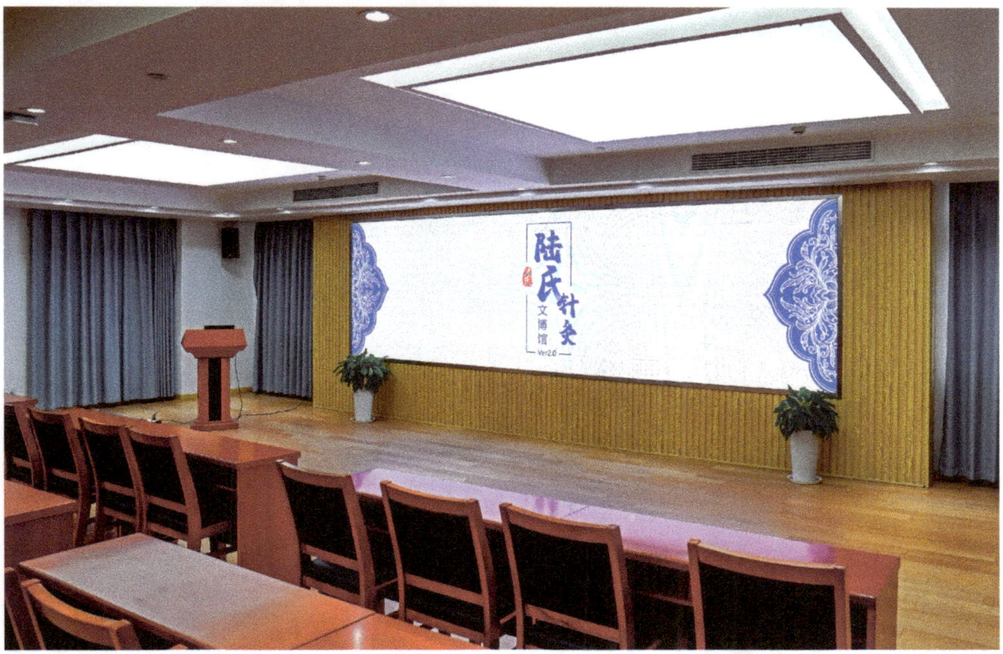
陆氏针灸
文博馆
Ver2.0

结语

们的共同努力下，「陆氏针灸」的明天会更好，「陆氏针灸」流派的传承发展之路也一定会走得更好、更远。

策展人：吴耀持

『陆氏针灸』第四代入室弟子

《“陆氏针灸”文博馆图文鉴赏》一书，虽历时数载收集查考整理、四易其稿、打磨雕琢、布展摄影而成，但限于策展者与编撰者水平，难免有不足之处，为此，祈请同行与观者不吝赐教，以俟日后不断臻于完善。

我们有理由相信，在前辈的带领下，在历代弟子的共同努力下，“陆氏针灸”流派传承与创新之路必将走得更好、更远。

结语：

我们有理由相信，在党和政府的关心支持下，在「陆氏针灸」传人前辈的提携引领下，在一代又一代传承弟子

参考书目

[1] 陆瘦燕，朱汝功．刺灸法汇论 [M]. 上海：上海科学技术出版社，1959.

[2] 陆瘦燕，朱汝功．经络学图说 [M]. 上海：上海科学技术出版社，1959.

[3] 陆瘦燕．现代针灸资料选集 [M]. 北京：人民卫生出版社，1960.

[4] 陆瘦燕，朱汝功．腧穴学概论 [M]. 上海：上海科学技术出版社，1961.

[5] 朱汝功．针灸腧穴图谱（修订版）[M]. 上海：上海科学技术出版社，1965.

[6] 陆瘦燕，吴绍德．陆瘦燕针灸论著医案选 [M]. 北京：人民卫生出版社，1984.

[7] 王佐良，吴绍德，徐玉声．陆瘦燕朱汝功针灸学术经验选 [M]. 上海：上海中医药大学出版社，1994.

[8] 王佐良，徐玉声，陆焱垚，等．陆瘦燕针灸医案医话 [M]. 上海：上海科学技术出版社，2002.

[9] 陆瘦燕．陆瘦燕金针实验录 [M]. 北京：人民军医出版社，2008.

[10] 陆焱垚，王佐良．陆瘦燕朱汝功针灸医案选 [M]. 北京：人民军医出版社，2009.

[11] 陆瘦燕，朱汝功．陆瘦燕朱汝功针灸带教录 [M]. 北京：人民军医出版社，2009.

[12] 陆瘦燕，朱汝功．陆瘦燕朱汝功针灸集成 [M]. 上海：上海科学技术出版社，2014.

[13] 陆瘦燕，朱汝功．陆瘦燕朱汝功针灸腧穴图谱 [M]. 上海：上海科学技术出版社，2014.

[14] 陆焱垚，裴建，施征．海派中医陆氏针灸 [M]. 上海：上海科学技术出版社，2016.

[15] 陆焱垚，裴建，施征．陆氏针灸疗法 [M]. 上海：上海人民出版社，2016.

[16] 高正．陆氏针灸高正临证经验集 [M]. 北京：科学出版社，2016.

[17] 苏肇家，谈月涓．陆氏针灸苏肇家、谈月涓临床经验集 [M]. 北京：科学出版社，2021.

[18] 吴耀持，张峻峰．陆氏针灸教学门诊医案选集 [M]. 上海：上海科学技术出版社，2023.

www.ingramcontent.com/pod-product-compliance
Lightning Source LLC
Chambersburg PA
CBHW041755220926
51847CB00014B/214
* 9 7 8 7 5 4 7 8 7 2 7 6 5 *